Your life can be changed with premium cataract surgery

人生が変わる

白内障手術

山﨑健一朗

第3版

幻冬舎MC

人生が変わる白内障手術　第3版

はじめに（初版時）

私は２００９年２月に実の両親の白内障手術を、私のクリニックである埼玉県さいたま市の大宮七里眼科にて、自ら執刀しました。当時から、（そして今でも）私は多焦点眼内レンズについて、その効果に絶対の確信を持っていました。両親とも白内障となったとき、実の息子である私自身が両親の白内障手術のために迷わず選択したのは、一般的に使用されている単焦点眼内レンズではなく、当時はまだあまり普及していなかった多焦点眼内レンズでした。

今でこそ多焦点眼内レンズは少しずつ日本でも使われはじめていますが、そのときにはまだほとんど知られておらず、眼科医の中には多焦点眼内レンズの効果に懐疑的な意見も少なくありませんでした。

母はもともとアクティブなほうで、スポーツクラブに長年通っていました。しかしその母が、その頃からどうも見えにくいと言ってスポーツクラブに行かなくなってしまいました。当時60代前半で、私も話を聞いただけでは、白内障かもしれないとは思いませんでした。発症年代としては若いほうだったからです。しかし、私が診察をしたところ、水晶体がかなり白く濁っており、典型的な白内障でした。

一方、父は母ほどには見えにくさを気にしていなかったのですが、私が尋ねてみると「言われてみれば、最近、車の運転のときに少し見づらい感じがある」との返事でした。そこで父の目も検査してみると、何と母よりも水晶体が白く濁っていたのです。

実は父には軽度の近視と強い乱視があり、見えにくくなってきても、「自分は乱視だし歳もとってきたから、こんなものかな」とやり過ごしていたようなのです。もともと近視や乱視があって裸眼視力の良くない人ほど、白内障に気づきにくいのです。

当時、私はクリニックを開業してまだ4カ月しか経っておらず、新しい職場環境の中で多忙を極めていましたが、即座に二人の白内障手術に踏みきりました。

白内障手術は通常片方の目ずつ、数日おきに行います。私は同じ日に連続して両親の片方の目の手術を行い、数日後に二人のもう片方の目の手術を行いました。ちなみにどんな眼科医であっても自分の親となるとなかなか執刀しにくいものらしく、「両親とも、しかも同じ日に白内障手術をしたのは聞いたことがない」と白内障手術を多数行っている海外の医師仲間からは言われました。

そして、実の息子の執刀による両親への多焦点眼内レンズを使用した白内障手術は、うまくいきました。

手術後、母は夜でも歩きやすくなったと言って、スポーツクラブ通いを再開しました。父は、車の運転時に遠くの景色も、近くのカーナビも同じようにくっきり見えるようになったと喜んでいます。

手術後のある日、法事があり両親、私を含めた親戚一同で食事へ行きました。その店は中華料理の店でした。その店ではメニューが丸い大きな各テーブルに一つずつしかなく、皆がテーブルの中央にあるメニューを席から身を乗り出して見ていました。しかもメニューには小さい文字で料理の名前や説明が書かれており、両親と同世代の60歳前後の親戚たちはとても見えにくそうにしていました。数人は老眼鏡を鞄から取り出して読もうとしましたが、テーブルが大きいのでメニューまで微妙な距離があり、やはり読みにくそうにしていました。

そんな中、同年代の人たちの中で私の両親だけが、メニューを老眼鏡なしですらすら読んでいました。それを見た他の親戚たちが、「なぜ老眼鏡なしで小さい文字が読めるのか」と大変驚き、その理由を尋ねました。私は両親に多焦点眼内レンズを使用した白内障の手術を行ったことで、目の度数や老眼を治し、手元も遠くも見やすくなり、老眼鏡が要らなくなったことを話しました。親戚たちはとても興味深そうに聞いていました。全員が多焦点眼内レンズという名前を知らなかったと言っていました。そして自分もその手術を近いうちにぜひ受けたいと言っていました。

私がこの本を執筆する一番の理由は、私の親戚たちのように多焦点眼内レンズなどの最先端の白内障手術のことをよく知らない皆さんに、その素晴らしい効果を知っていただくことです。

白内障手術でよく見えるようになることは、すでに多くの人たちが知っています。しかし、それでも私の両親のように多焦点眼内レンズの手術を実際に受けた人の生活を目の当たりにすると、その便利さ、快適さは多くの人の予想を上回ると思います。多焦点眼内レンズやフェムトセカンドレーザー白内障手術という最先端白内障手術のテクノロジーの進化は、ほとんど日本では知られていないのが現状なのです。

「白内障手術なんてまだ先の話だから、今の自分には関係ない」と思う方もいらっしゃると思います。白内障手術は本書でご説明する多焦点眼内レンズやレーザー白内障手術などの最先端のテクノロジーによって格段に進歩しました。それにより、今までより若い年齢や軽度の白内障の方であっても行えるようになっています。手術の進歩は、手術を受けることのできる患者さんの層を広げることにも役立っているのです。

この本は、すでにどこかの病院で白内障と診断されている人や、近いうちに白内障手術を受けようと思っている人たちのためだけに書かれているわけではありません。私の親戚たちの話のように、今は最先端の白内障手術のことを知らなくても、知れば興味がわく人がたくさんいるはずです。この本では、私が親戚たちに話したように、多焦点眼内レンズやレーザー白内障手術の効能についてわかりやすく解説をします。

人は高齢になれば、必ず白内障になります。今すぐ手術を受けなくても、「未来の白内障手術の患者さんたち」にも読んでいただき、最先端白内障手術の素晴らしさを知っていただければと思います。

白内障手術と聞いて何をイメージするでしょうか？

いいイメージとしては、よく見えるようになる、日帰りで簡単にできるなどでしょう。しかし多くの人が白内障手術について真偽のわからない噂を聞いたことがあるのではないでしょうか？

私は２００８年に自身のクリニックを開院してからだけでも４８００例以上の白内障手術を手掛けてきました。白内障手術以外にも、さまざまな病気で診察した患者さんの合計人数はのべ数万人に上ります。

私のクリニックでは患者さん一人ひとりとのコミュニケーションを大事にしているので、患者さんと会話する時間は膨大な長さになります。その中で、繰り返し聞かれるのが以下のような質問です。

- 白内障手術は若いうちにすると、将来もう一度手術しなければいけないと聞きましたが、本当でしょうか？
- 白内障手術は歳をとってから手術をしたほうがよく見えるのでしょうか？
- 白内障手術で目の中に入れた眼内レンズは20年でだめになるので取り換えなければいけ

ないのでしょうか？

- 白内障は目がすっかり見えなくなってから手術したほうがいいのでしょうか？

皆さんもこんな噂に心当たりがあるのではないでしょうか？

白内障手術ほど世間で誤解をされている治療はないと言ってもいいくらい、たくさんのまぎらわしい情報や噂であふれています。

私はこれらのことを本気で信じている人たちの誤解を解くよう、毎日毎日、丁寧に説明をしています。幸運にも私のクリニックには高いスキルを持った常勤の眼科専門医が私以外に数名おり、日々患者さんたちに最先端の白内障手術について親切な説明をしているので、当院に来ていただいた方には正しい知識をお伝えすることができます。しかしクリニックに来られない人たちにこのような説明をすることはできません。この本を読んでいただければ、クリニックに来られない皆さんにも、最先端の白内障手術に対する正しい知識を持っていただけることでしょう。

この本では最先端の白内障手術についてご紹介します。

世界の眼科医たちのたゆまぬ努力と数多くのアイデアにより、白内障手術をはじめとした眼科手術医療は日々進歩をしています。その最たるものがフェムトセカンドレーザー白内障手術による技術と多焦点眼内レンズを組み合わせた最先端の白内障手術です。

このような従来の白内障手術に付加価値をつけた白内障手術を、この本ではプレミアム白内障手術と呼びます。プレミアム白内障手術とは、フェムトセカンドレーザー白内障手術という最先端の手術テクノロジーや多焦点眼内レンズという老眼治療もできる眼内レンズを使用した白内障手術のことを言います。

私は日本で初めてフェムトセカンドレーザー白内障手術を行いました。

アメリカでフェムトセカンドレーザー白内障手術が始まったのは2010年、そう昔のことではありません。私が日本で最初のレーザー白内障手術を大宮七里眼科で行ったのは2012年ですから、アメリカに遅れることたった2年で開始しました。現在ではアメリカではレーザー白内障手術は40万件も行われ、高い知名度となったのに対し、日本ではごくわずかな施設でしか行われておらず、知名度も低い状態です。

なぜこのような素晴らしい結果をもたらす最先端のフェムトセカンドレーザー白内障手術は、あまり話題にならないのでしょうか?

その理由は、国民皆保険の公的保険制度のためです。日本では単焦点眼内レンズを使用し、レーザー白内障手術器機を使わずに眼科医の手だけによる白内障手術を受ける場合には保険が適用されます。患者さんの自己負担分は一部であるため、どうしても自費診療となるプレミアム白内障手術は普及しにくいのです。

そこでこの本では、最先端のプレミアム白内障手術について説明し、そのメリットを余すところなく説明します。さらに白内障手術にまつわる疑問を徹底的に検証し、解説します。何が正しくて何が間違っているか、徹底的に正しい白内障手術の知識を学んでいただきます。また、白内障と診断された方に向けて、白内障発症のメカニズムから、レーザー白内障手術の内容・手順までを解説していきます。

この本を読み終えたときには、目からうろこが落ちて、プレミアム白内障手術が人生を変えるという言葉が決して大げさではないことを存分に理解していただけると信じています。

私は21年間（2020年2月現在）にわたり、眼科医として医療の現場で白内障の手術にあたってきました。真っ白になるまで進行した過熟白内障やレーシックなどの屈折矯正手術を他院で受けた症例、20歳代で発症した若年性白内障など、非常に難易度の高い特殊な白内障手術も手掛ける中で、そのような患者さんにとってリスクの少ない、精度の高い手術方法はないかと常に研究してきました。

その結果、現在私が最も正確性の高い白内障手術方法であると考えているのが、フェムトセカンドレーザー白内障手術です。レーザー白内障手術は、メスの代わりに1000兆分の1秒単位という短時間のレーザー照射で角膜を切開することで、傷を最小限にとどめ、難易度の高い症例であっても手術を安全に行うことが可能になります。

今ではベリオン・システムという器機で計測、撮影した手術前の目のデータをレーザー白内障手術器機に入力することで、より正確な位置で角膜切開創や眼内レンズの位置や角度を設定することができるようになりました。そのようなレーザー白内障手術と連動して正確な手術を行うための器機についても説明をします。

さらに、手術後の見え方は、老眼を治せる多焦点眼内レンズの登場によって飛躍的に進歩しました。本書では乱視も治せる3焦点眼内レンズなど、多焦点眼内レンズのなかでも特に最先端の眼内レンズについても紹介します。

白内障手術はプレミアム白内障手術の登場によって大きく進歩しました。

私は２９２３件のフェムトセカンドレーザー白内障手術（２０１２年6月～２０１９年9月）、３１８５件の多焦点眼内レンズ手術（２００８年9月～２０１９年9月）を行いました。

これらを使用したプレミアム白内障手術の結果はたいへん良好で、保険による通常の白内障手術を大きく凌駕します。

プレミアム白内障手術はあなたの人生を大きく変える可能性を秘めているのです。

この本が、白内障に悩む人の治療法選びの良きガイドとなり、快適な視界を取り戻す一助となれば幸いです。

第3版 出版によせて

「人生が変わる白内障手術」の第2版が出版されたのは、新型コロナウイルスのパンデミックが始まる直前の2020年2月でした。

そのパンデミックに、世界中が振り回されました。医療物資が逼迫し、手術用のマスクや消毒などの調達が不安定になるなどの影響を受けました。コロナ患者への医療を優先するために、眼科の手術を中止した病院もありました。

私が専門とする白内障手術も、大きな影響を受けました。患者さんたちが病院の受診を控えたために、全国的に白内障手術の件数が大きく減少したのです。白内障は加齢に伴って誰でも必ず進行する疾患ですので、白内障で視力が不良となっても病院を受診せずにいる患者さんたちが多数いたことを示しています。

しかし驚いたことに、「人生が変わる白内障手術」第2版は、そんなパンデミックの直前に発売されたのにも関わらず、売れ行きは初版と変わらず好調でした。

パンデミックの影響ですぐに白内障手術を受けられなくても、多くの方が最先端白内障手術に興味を持ち、私の本を調べてくれることをとても嬉しく思いました。

私のクリニックには、北海道から九州沖縄まで、日本全国から本書をお読みになった患者さんが、白内障手術を受けにいらっしゃいます。パンデミックの間は遠くの患者さんが来にくい状況でしたが、２０２３年現在はパンデミック以前と同様に遠方からの患者さんがいらっしゃるようになりました。

ここ数年、日本全国の多焦点眼内レンズやフェムトセカンドレーザー白内障手術の件数は次第に減少しています。今もフェムトセカンドレーザー白内障手術を行う施設はごく限られており、大宮七里眼科のように毎週定期的に手術を行なっている施設はほとんどありません。それに対して、日本よりも人口の少ない韓国では日本よりも多くのフェムトセカンドレーザー白内障手術器機が導入され、多くの患者さんが多焦点眼内レンズを使用した白内障手術を受けています。中国においても、日本の数倍のレーザー手術器機が導入されています。残念ながら、最先端白内障医療に関して、今や日本は近隣諸国に遅れをとりつつあります。

そんな状況の中、この度「人生が変わる白内障手術」第3版を出版することとなりました。第3版では、読者から要望のあった白内障手術の「成功」や「病院選び」などのキーワードについて言及した項目を加筆しました。また、新たな多焦点眼内レンズである「クラレオン・パンオプティクス」や「テクニス・シナジー」についても項目を追加しました。理解しやすくなるように項目の入れ替えを行い、章を増やしました。

「人生が変わる白内障手術」は改訂を重ね、最先端の白内障手術についての知識をほとんど網羅していると自負しています。ぜひ拙著を読んで多焦点眼内レンズやフェムトセカンドレーザー白内障手術について理解を深めていただければと思います。

また眼科医の先生方にも多焦点眼内レンズやフェムトセカンドレーザー白内障手術について知っていただき、これら素晴らしい技術の恩恵を多くの患者が受けられるよう、普及に謹んでご協力をお願いできればと存じます。

2023年7月　山﨑健一朗

人生が変わる白内障手術　第3版　目次

第4章 多焦点眼内レンズ――白内障手術で老眼治療も可能にした革新的レンズ

2 多焦点眼内レンズとは……209

第5章 白内障手術の前に知っておこう

第6章 最新治療で最高の見え方を手に入れる 297

両親の白内障手術——すべての患者さんを自分の親と思い手術をしてきた

私は２００９年２月、実の父親と母親の白内障手術を同時に執刀しました。それまでにも患者さんたちにたくさんの白内障手術を行っていましたが、それでも両親の眼の手術を行うということは、やはり特別なことでした。皆さんは、ここでいう「特別」というのは、どういう意味だと思うでしょうか？　通常の患者さんとは違って「特別に大事な患者さん」つまり「ＶＩＰ」だから特別だったのでしょうか？　それとも「手術をする手が緊張のせいで震えてしまったり、緊張のあまり正常な判断ができなくなり、手術が失敗する可能性があるのではないか？」という意味で特別だったのでしょうか？　当然のことながら父母はこの世に一人ずつしかいませんので、実の両親の手術は最初で最後の経験です。しかし、私にとって両親の手術を行ったのに、初めての気持ちがしませんでした。

それはなぜでしょうか？

その答えを自分なりに考えた結果、医師とはどうあるべきか、医療の進歩とは何かなど、様々な問題について考えさせられることがあることに気づきました。さらには両親という特別な人たちの手術をするという貴重でまれな経験をしたことで、「医師と患者の関係とはどうあるべきか」「医療とはどうあるべきか」という重要な課題についても考えさせられたことがありました。ここでは一般の皆さんにも医療のあり方や、医師が何を考えて患者と接しているのかをお伝えします。

私は2008年9月に自身のクリニックを埼玉県さいたま市で開業しました。開業が大変なことは先輩の開業医たちから聞いていましたが、実際には想像をはるかに上回る仕事量に追われる日々でした。ほとんどの医師たちと同様に、私も医師免許を取得してから開業までの間、大学病院や地域の基幹病院など、大きな病院で研修をしていました。そのような大病院ではたくさんの医師、そしていわゆるコメディカルと呼ばれる医師のサポートをする医療従事者が一緒に働いています。そのことで医師は多くの恩恵を得ています。しかしそこで働いている間にはそれを感じることはさほど多くありません。

しかし開業当初は医療事務や検査技師などのスタッフは最小限の人数でしたので、大病院であれば専門のスタッフがやってくれていた仕事も、当初は自分で行わなければいけませんでした。たとえば白内障手術の前の検査などは、大きな病院であれば検査技師が行うのが当然ですが、開業当初は常勤の検査技師がおらず、非常勤の技師は検査ができなかったために自分で行っていました。白内障手術の前の検査の中には、手術の結果を左右するような重要なものがあります。例えば眼球の軸の長さを１００分の１㎜単位で測定すると同時に角膜のカーブを測定し、眼内レンズの度数を計算する検査があります。万が一検査の結果に大きな誤差が生じた場合には、患者さんの術後の目の度数が目標とずれてしまい、遠視や近視になってしまいます。私はこの検査を、自らが教育して重要な仕事を任せられる技師を育てるまでの間、自分で行っていました。たとえ自分がどんなに多忙でも、「不慣れな技師に任せて患者さんに迷惑をかけるよりは」と、安全性を優先させるために考えた結果の選択でした。


　そんな多忙な毎日のある日、東京で暮らす母親から連絡がありました。

「最近、目が見えにくい感じがするので近所のメガネ店にメガネを作りに行ったら、メガネをしても視力が出ないので眼科を受診するよう言われた。そちらに受診した方がいい？」

という内容でした。

普段メガネを使っている人は、メガネをかけても見えにくいと感じたときに、眼科を受診するよりもメガネ店に行きます。メガネの度数が合っていないためだろう、メガネの度数を上げればもっとよく見えるのだろう、と考えるからです。眼科では、そのようなメガネ店で眼科を受診するようすすめられて受診する白内障の患者さんがたくさんいます。視力が低下しても眼科を受診せず、メガネ店に行く理由はいくつかあります。

理由の一つは眼科を受診するよりも、街中にたくさんあるメガネ店に行く方がハードルもだいぶ低いからです。眼科に行けば病気の検査をされます。保険証を用意して、診察時間内である平日や土曜の昼間の忙しい時間帯に少し遠い眼科に行くのは、ちょっと心構えが必要です。

また、ほとんどの方は視力が下がっていても、はじめはそれが病気のせいだとは疑いません。メガネを作り直せば解決する問題だろうと思うのです。確かにそれで解決することもありますが、白内障などの病気で視力が低下している場合には、メガネを作り直しても十分な視力が得られません。

しかしこの場合は、息子が眼科医です。

母親の目が見えにくくなっているのに、眼科医である息子の眼科を受診しなかったのは、私が開業してまだ間がなく、多忙を極めていたので気を使ったのだと思います。ある意味ではハードルが高かったのでしょう。また、母親自身も、視力の低下が白内障という病気のせいであるとは思わなかったのでしょう。

数日後、母親が私のクリニックを受診しました。視力は両目とも０・４でした。一般の人が０・４と聞くと、さほど悪くないのではないかと感じるかもしれません。しかし、我々眼科医がいう「視力」は、一般の人が使う「視力」とは少し違います。眼科の世界で、単に「視力」と言えば、一番その目に合った度数のメガネをかけたときの矯正視力を言います。その目のベストの視力と言えばわかりやすいでしょう。メガネで視力を上げることを矯正《きょうせい》と言い、ベストのメガネをかけたときの最高の視力のことを矯正視力と言います。それに対してメガネをしていない状態のことを裸眼《らがん》と言います。メガネをしていない状態の視力のことを裸眼視力と言います。

多くの人はこの裸眼視力と矯正視力を混同しています。特にメガネやコンタクトレンズをしている若い人が「自分は視力が０・４しかない」などと言う場合の「視力」の多くは裸眼視力を指しており、矯正視力を指していません。つまり「メガネをしないと０・４の視力しかない」という意味です。

目に病気などの異常があるかどうかの判断は、基本的に矯正視力によって判断します。裸眼視力は近視、遠視、乱視などで低下します。健康な目の場合には近視、遠視、乱視など、メガネで矯正することで良好な視力を得ることができます。なお、これら近視、遠視、乱視のことを屈折異常と言います。

しかし白内障など、目の病気のために視力が低下している場合には、メガネで矯正しても十分な視力が出ません。その場合にはその病気の治療が必要となります。矯正視力が不良の場合、その視力低下の程度が病気の程度を示しています。それが、我々眼科医が矯正視力を病気の指標にしている理由です。

母の場合は、両目とも最高の矯正視力が0・4しかなく、これは病気の状態です。裸眼視力に至っては右目が0・15、左目が0・1しかありませんでした。それでも母親は遠くのメガネを持っておらず、老眼鏡しか使っていませんでした。

なぜこのような悪い裸眼視力でも遠くを見るためのメガネを持っていなかったのでしょうか?

母親は車の運転はしません。移動はもっぱら徒歩か自転車なので、遠くがそれほどよく見えなくても不自由はしなかったのです。このようなことを、眼科医は日常の診療の中でよく経験します。特に女性に多く見られます。男性の場合や車の運転で遠くが見えにくいと、危険を感じやすくなるのでメガネを作る傾向にあるからです。

しかし母親は家族経営の会社で経理などを行っています。それがこの時には老眼鏡をかけても文字が読みにくくなり、決定的に不自由を感じました。これは女性としてはさほど多くはないケースです。専業主婦の場合、手元の文字を見る機会が少ないので、手元の文字が見えにくくなっても自覚症状が少ないことが多く見られます。

視力が低下しても自覚症状がないことはまれではなく、自覚症状を自覚したときには白内障などの病気が進行していることがあります（詳しくは第1章「症状がないまま白内障が進行することがある」を参照してください）。母親の場合も最後には「老眼鏡をしても手元の文字が見えない」という不具合がありましたが、それまでは何不自由なく日常生活をしていました。

母親に対しての検査として、視力検査の後に屈折検査を行いました。屈折検査とは、先ほど述べたような裸眼視力を低下させる原因である近視、遠視、乱視などの有無や度数を器械を使って検査することです。母親には軽度の遠視がありました。したがって、裸眼視力は右目が０・１５、左目が０・１しか出ませんでしたが、検査用の遠視のメガネをかけることによって両目とも０・４の視力は出ました。しかし健康な目であれば矯正視力は１・０くらい出ることが普通なので、かなり視力低下をしていました。

「視力」というと「遠くのものの見え方」というイメージを持たれるかもしれませんが、視力には遠くのものの見え方を測定する「遠見視力」と、手元のものの見え方を測定する「近見視力」があります。

母親の近見視力はというと、それはひどい数値でした。メガネなしでは両目とも一番大きな０・１の指標も見えず、さらには一番ベストの老眼鏡をかけても０・３しか見えませんでした。これはかなり悪い結果です。新聞の活字が、近見の視力検査でだいたい０・３から０・４くらいの大きさになります。裸眼で見えにくいだけならまだしも、ベストのメガネを入れた最高の視力が０・３だと、事務仕事だけでなく、日常生活全体に支障をきたすからです。まして母親の仕事は数字を扱う経理の仕事です。数字を間違えると、相手方に迷惑をかけるかもしれません。

母親の検査の話に戻ります。視力検査の段階でなんらかの病気が両目に起きていることがわかりました。しかし診察をしてみないと、病気の内容はわかりません。視力検査の後、私自身が母親の診察を、他の患者さんたちとまったく同じように行いました。

眼科での一般的な診察の流れを説明します。初診の患者さんは受付でご自身で問診票に質問事項に記載をしていただきます。その問診票の項目の内容には、主訴（その日に眼科を受診した理由、症状、メガネやコンタクトレンズの使用歴、アレルギーの有無、既往症、手術の既往の有無などがあります。その後に視力検査などの基本的な眼科検査を行います。視力検査は視能訓練士などのコメディカルと呼ばれる医師以外の医療スタッフが行います。

私はポリシーとして、どんな患者さんも平等に接することを固く守っています。診察も、その後の手術も、親だからと言って特別扱いは一切しませんでした。待ち時間も他の患者さんよりも早くすることはせず、順番通りに診察をしました。クリニックには他に診察を優先すべき患者さんがいます。全身の状態の悪い方、90歳、１００歳を超えるような超高齢者、乳幼児も来ます。さらには診察、治療に緊急を要する急病、外傷などの急患も来ます。そのような方を優先しなければいけないからです。

どの病院でも長い待ち時間が問題になっています。私のクリニックでも長い待ち時間については患者さんに大きなご迷惑をかけている大きな問題としてとらえています。そのため、様々な工夫や改善を定期的に行うことで待ち時間短縮に努めています。それでも当時は常勤の医師が私一人しかいなかったこともあり、当時は今以上に患者さんたちをお待たせしていましたので、かなり待たせたと思います。

母の話に戻ります。親の目を診察したその瞬間の感覚は、なんとも説明しがたい、不思議な感覚でした。自分が生まれてからずっと「親子」という関係だったのが、一瞬にして「医師と患者」という関係に変わったからです。その自分の中での変化は自分でも予想していませんでした。一瞬で起こった変化ですので、「反応」と言ったほうが適切かもしれません。はじめて診察する診察台の肉親の目の診察は、とても客観的でした。あくまでなんらかの疾患が疑われる状態の目として、普段の診療となんら変わらず診察しました。そこに感情のようなものは一切ありませんでした。

眼科の診察では、細隙灯顕微鏡という眼科専用の顕微鏡を使い、目の表面である角膜、水晶体、虹彩、眼底（網膜）、そして眼圧などの検査を行います。母親の状態は水晶体に白内障を認めるものの、眼底などに異常はありませんでした。細隙灯顕微鏡で診た母親の白内障はだいぶ進行した状態でした。両目に60代という年齢相応以上に白内障が認められました。白内障は水晶体が濁ったり、固くなったりする病気です（詳しくは第1章「白内障は、目の中の水晶体が混濁した状態」を参照してください）。母親は前嚢《ぜんのう》と言われる水晶体の前面の部分が白く混濁するタイプの白内障でした。後述しますが、このタイプの白内障は水晶体の中の部分が硬くなる白内障に比べて、比較的自覚症状が出やすい傾向にあります。しかし母親の場合には混濁の強さは決して軽度ではありませんでした。

視力はベストのメガネをかけても0・4と不良であり、なんらかの疾患がある可能性が非常に高く、その原因は白内障以外には考えられませんでした。白内障手術をすれば改善する可能性が高いことは幸運でした。

そのような医学的な判断には、感情などの主観や先入観が入ることは禁物です。過去の経験から「きっと原因はこれに違いない」「こうすればきっと良くなるに違いない」と決めつける曖昧な判断は、時に大きな見落としに結びつくからです。自分は今までの経験から、それを痛いほどわかっていました。親の診察をしたときに、判断に感情を挟ませれば、診断や方針の立て方に主観が入ってしまいます。親を診察したときに、一瞬にして親を患者として見ることができたのは、プロとしてのそのような経験に基づく反応だったと思います。

診察の後、母親には白内障が進行していること、視力低下は白内障によるものであること、手術をすべき状態であることを説明しました。ここは他の患者さんよりも少し手短に話しました。私は数週間後に手術を行う予定を立てました。


母親の反応は「やっぱり」という感じでしたが、それでも少し驚いていたことがありました。まず、母親はスポーツクラブに行っていました。60歳代後半の女性としては、アクティブな人です。アクティブ・ライフという言葉については、第4章「多焦点眼内レンズでアクティブ・ライフを取り戻す」の項目で説明しますが、日常生活での積極的な活動という意味です。年齢を重ねてもスポーツ、パッチワーク、ダンスなどの趣味を続けたり、国内や海外に旅行に出かけたりする生活のことを「アクティブ・ライフ」などと表現します。母親は私が子供のころは子育てなどに忙しく、スポーツクラブなどには行っていませんでした。大きな病気もしたことがないせいか、特に健康に気をつけている風もありませんでした。

しかし私が高校に入ったころ、子育てが一段落したためか、スポーツクラブに通うようになりました。スポーツクラブではエクセサイズや水泳などをやっていました。それまで健康に気を使っている様子もなかったので、周囲の家族は少し驚きました。スポーツクラブでの友達もたくさんできて、とても楽しそうにしていました。その友達の多くがやはりアクティブな人たちなので、お互いに趣味や様々な情報を共有できることも楽しみの一つになりました。このことは、その後の私の多焦点眼内レンズによる手術患者さんたちにも、同様の傾向がありました。スポーツクラブに行くような人たちは非常にアクティブという共通点があります。そこでの空き時間やプログラムが終わった後での会話では、スポーツについてのことだけでなく、様々な話題について話します。わざわざ時間をさいてスポーツクラブに来るような人たちなので、特に健康に関する話題が多く出ます。そこで私の多焦点眼内レンズによる白内障手術を受けてその結果どのように生活が変わったか、実際の手術後の方から聞いて、私のクリニックを訪れる方が多数いらっしゃいます。

私の母親は話の合う友達がたくさんできたこともあり、スポーツクラブに行くのを楽しみにしていました（70歳を超えた今も、母親はスポーツクラブに通っています）。しかしその頃、母親はスポーツクラブに行かなくなってしまいました。理由は自転車でスポーツクラブに行くとき、暗い道が見づらくなり、行き帰りが不便になってきたからでした。しかし自分ではそこまではっきりと目が見えにくくなっている感じはしませんでした。

このことは白内障患者にはよく見られる傾向です。自覚症状が出ているのに、それが病気による症状とは思わず、加齢による自然な変化だと感じてしまうのです。母親は人が誰でも年齢に伴って白内障となっていくことは知っていたので、私が母に白内障であることを告げた時に「やっぱり」という気持ちもあり、反面「手術するほどとは思っていなかった」という驚きも入り混じった印象のようでした。


母親の診察の後、ふと「果たして父親の目の状態はどうなのだろうか？」と思いました。その時は父親と目の症状について話したことはありませんでした。そこでこちらから父親にも連絡をしたところ、特に急に見えにくくなった感じはないが、なんとなく車の運転が見えにくいとのことでした。そこで私は父親も急遽、診察することにしました。結果は母親と同程度か、あるいはそれ以上に進行した白内障でした。

そこで私は二人に白内障手術を行うことにしました。手術を行わない日の通常業務が終わった後、夜遅くに私のクリニックで手術を行いました。両親の手術のせいで他の患者さんの手術予定に影響がないよう、二人の手術を同日に行ったのです。２００９年当時は、多焦点眼内レンズはまったく普及していませんでした。しかし私は迷うことなく多焦点眼内レンズを二人に使用しました。当時から多焦点眼内レンズによる手術の効果の素晴らしさには、絶対の自信を持っていたからです。

親の手術だからと言って特別扱いしなかったこと、それが手術を成功に導いたのだと思います。手術はとても繊細な作業です。手先の1㎜の狂いが重大な合併症に結びつくこともあります。手術を行う医師が過度に緊張をしていれば、どんなに卓越した技術を持っていても、手が震えたり、正常な判断ができなくなったりする可能性があります。私は親だからといって診察でも手術でも、なんら特別扱いはしませんでした。待ち時間や検査上でのことだけでなく、問診や手術などすべての過程において一貫して心がけていました。そのためか、手術の時も、特別な感情によって手が震えるほどの緊張はなく、ごく冷静でいられました。今になって考えると、初診の時から親を特別扱いしていたら、結果的に手術の時に自分の判断力に客観性を失い、失敗することなく通常どおりに手術を終えることができなかったかもしれません。

私が実の両親の手術に対してまったく緊張をしなかったその理由は、恩師である佐伯宏三先生（佐伯眼科クリニック院長、神奈川県小田原市）の教えによるものです。佐伯先生は私に「すべての患者さんを自分の親だと思って手術をしなさい」といつも言って、教えてくださいました。手術というのは選択の連続です。常にそのシーン、手術の段階において最善の方法は何か、それを考えて行います。佐伯先生は、手術中の選択において迷いが生じたときには「患者さんが自分の親だったらどのようにするか考えなさい」ともおっしゃっていました。私は尊敬する佐伯先生の教えをいつも守って手術を行ってきました。言い換えれば、私は実の両親に手術をするずっと前から、千人以上もの両親の手術を行っていたのです！

この項の最初に、「両親の手術を行ったのに、初めての気持ちがしませんでした。それはなぜでしょうか？」と読者の皆さんに疑問を投げかけました。その答えは、私が常に佐伯先生の教えを守り、「手術をするすべての患者さんの目を、自分の親の目だと思って手術をしてきたから」なのです。

手術後、母は「夜でも歩きやすくなった」といって、スポーツクラブ通いを再開し、手術から約11年が経った今でも、メガネのいらない充実した暮らしを送っています。自転車に乗るにも、書類を読むにも、メガネなし。ゴーグルをかけて泳ぐときにも、水中のレーンがくっきり見えるそうです。

父もまた「車を運転するとき、近くのカーナビも、遠くの景色も同じようにくっきり見えるようになった」と喜んでいます。

手術後のある日。法事のため、両親や私を含めた親戚一同で食事に行った際の出来事は、今でも強く印象に残っています。中華料理の店だったので、大きな丸テーブルにはメニューが一つしかありません。皆が身を乗り出して、メニューを眺めました。メニューには小さな文字で料理の名前や説明が書かれていましたが、両親と同世代の60代前後の親戚たちは皆、見えにくそうにしています。数人は、老眼鏡を取り出して読もうとしていましたが、なにぶんテーブルが大きいので、やはり読みにくそうです。

そんな中、私の両親だけが老眼鏡もなしに、メニューをすらすら読み上げました。ほかの親戚たちは、もうびっくりです。「どうして、メガネもなしに小さい文字が読めるのか?」と大変驚き、その理由を尋ねてきました。

私は両親に多焦点眼内レンズを使用した白内障の手術を行ったことで、目の度数や老眼を治し、手元も遠くも見やすくなり、老眼鏡がいらなくなったことを話しました。親戚たちはとても興味深そうに聞いており、全員が多焦点眼内レンズというものを初めて知ったようでした。そして、自分も「その手術を近いうちにぜひ受けたい」と口々に言われたのでした。

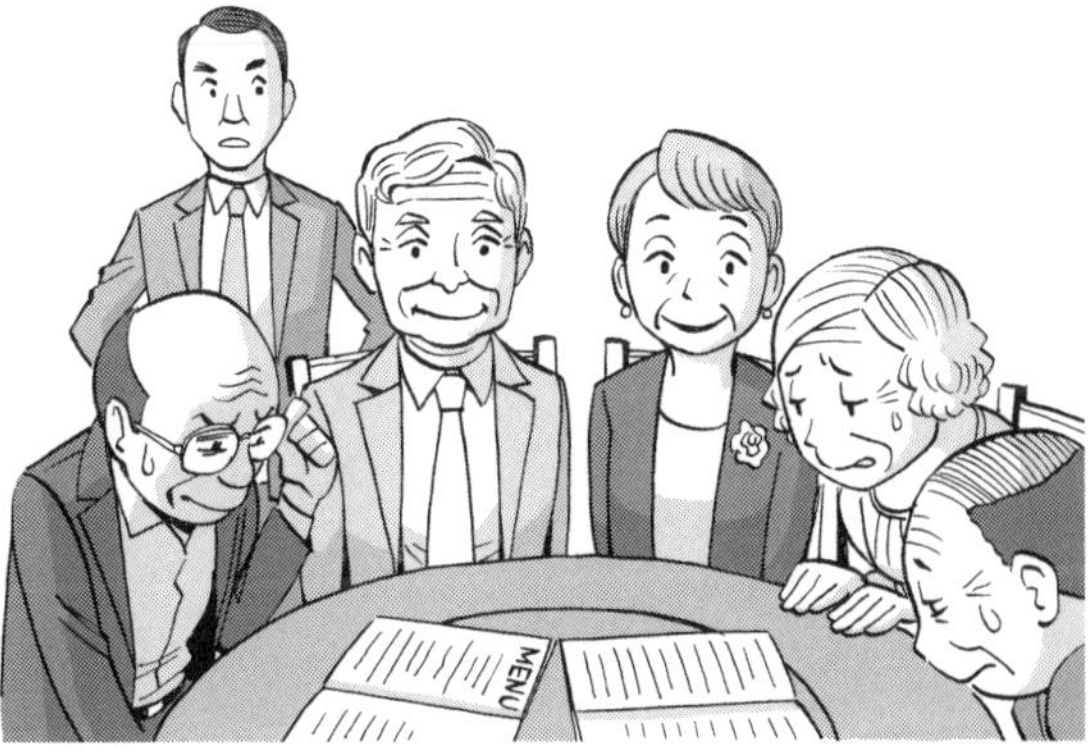

多焦点眼内レンズを使用した白内障手術を行った私の両親だけが、テーブルの中央に置かれたメニューの文字が見えたのでした。

合併症のリスクを最小限に抑えながら患者さんにとってベストな見え方を実現したい、そして、いつでも安定した結果を出したい――私が眼科医になって以来、持ち続けていたこの思いを、強めることになった大きなきっかけは、2011年3月の東日本大震災でした。

東日本大震災の日、私は白内障手術を行っていた
――東日本大震災の経験からレーザー白内障手術の導入へ

その3年前の2008年、レーザー白内障手術の世界での第一人者である、ハンガリーのナジー先生が、世界で初めてレーザーによる白内障手術に成功しました。白内障の手術は、この30年ほどで技術や器具は目覚ましい向上、改良がなされましたが、手で行うこと自体に変わりはありません。それを機械で行い成功したことは、私にとってとても魅力的なニュースだったのです。日本国内では、一般にはまったく報道されず、眼科医の間でも、まだ自分たちが行っている日々の診療からはほど遠い、最先端医療というとらえられ方で

したが、「これからの白内障手術は、必ずレーザー白内障手術の時代になるだろう」と、強く予感しました。

そしてその思いを確実にする出来事が、２０１１年3月11日の東日本大震災でした。あのときの地震では、私が開業している埼玉県さいたま市でも震度5の大きな揺れを感じました。揺れが起こったまさにその瞬間、私は大宮七里眼科の2階の手術室で、いつものように白内障手術を行っていました。揺れはなんの前触れもなく、突然起こりました。

顕微鏡ごしに患者さんの目だけに集中していた私は、突然「ドンッ！」という音に驚いたとともに、顕微鏡の視界から患者さんの目を見失いました。はじめは患者さんが咳をして頭を動かしてしまったのだと思いました。白内障手術中にはなるべく動かないように患者さんには手術前に説明をしていますが、どうしても手術中に咳などの原因で動いてしまう方がいらっしゃいます。

まだ患者さんの目の中には、濁った水晶体が残っていました。私の頭の中に一瞬でよぎったことは、「ここで手術を中断してしまっては、患者さんは失明の危機にさらされてしまう」ということでした。私は大きな揺れの合間にいったん顕微鏡から目を離し、右手に持っていた超音波乳化吸引術の器具を台に置き、両手で患者さんの体が台から落ちないように押さえました。手術中の患者さんの顔には手術用の紙製のカバーが掛けられており、揺れてもなにも見えないので、患者さんがパニックになって起き上がってしまうかもしれない、と考えたからです。また、もし創口がまだ開いているこの状態で患者さんが起き上がってしまえば、目に圧がかかることで重篤な合併症が起こってしまうからです。しかし患者さんには冷静を保っていただけたので、起き上がってしまうことはありませんでした。

大きな揺れがおさまったのちも、それに準ずる大きさの揺れは止まりませんでした。クリニックの1階の外来では他の先生方が外来診療を行っており、たくさんの患者さんが待合室にいました。私は2階の手術室からスタッフに1階の外来や2階で手術を待っている患者さんたちに問題はないか、停電は大丈夫か、物の落下はないかを確認しました。スタッフたちは冷静に行動し、すべて大丈夫との報告をしてくれました。外来の患者さんたちもパニックになることなく、落ち着いて揺れがおさまるのを待ってくれました。次に手術中に我々や患者さんが閉じこめられないように、手術室のドアを開けっ放しにするよう指示をしました。私のクリニックの手術室は感染症のリスクを低く抑えるために、空気中の塵や細菌を除去する空気清浄装置を備えたクリーンルームです。手術室のドアを開けっ放しにすると空気が細菌や塵で汚染されるので、普段の手術は手術中はドアを閉めっ放しで行います。しかしこの場合には例外です。手術室のドアは空気中の細菌をブロックするために2重になっており、その2つとも電動です。せっかく手術を終わらせても、電源がおちればドアが開かなくなり、手術室から出られなくなる恐れがあると考えました。そこで私は特別に手術室のドアを開けっ放しにして手術を続行することを選んだのです。

数分後に大きな揺れがやっとおさまり、すぐに手術を再開しました。しかし、その後も中程度の揺れが断続的に起こり、手術は何度も中断を余儀なくされました。私は患者さんの目の安全のために、なんとしてでも手術を完遂しようと思いました。私は焦らず慎重に手術を行い、通常の3倍程度の時間がかかったものの、無事合併症なく手術を終わらせることができました。手術をしていた患者さんにも、とても喜んでいただけました。

翌3月12日、前日に手術を行った患者さんたちの診察をしました。地震の瞬間に手術をしていた患者さんも、地震の日に手術を行ったそのほかの患者さんも、皆、手術後の経過はたいへん良好で、良好な視力を得られほっとしました。現在も、その患者さんたちは皆、良好な視力を保っています。

この経験から私は、どんなときでも安定して確実な結果が出せることを、手術に求める気持ちが一層強くなりました。「手術は安定性がすべて」と考えるようになったのです。レーザー手術をいつか導入することはすでに決めていましたが、「レーザー白内障手術こそがきっと、患者さんにとってメリットの大きい理想の手術をもたらしてくれる」と確信するようになったのです。とはいえ、当時日本にレーザー白内障手術を行っている眼科施設はなく、だれもレーザー白内障手術を行ったことはありませんでした。したがって、もしレーザー白内障手術を日本で初めて行おうと思ったら、すでにレーザー白内障手術を行っている海外の病院に研修に行くしかありませんでした。

そこで私は2012年のある日、オーストラリアの先生に連絡をとりました。その先生とは、レーザー白内障手術の大家であるローレス先生です。ローレス先生は2011年にレーザー白内障手術にいち早く取り組み、おそらく当時すでに世界で最も多くのレーザー白内障手術経験をお持ちでした。

私は、「日本ではまだレーザー白内障手術をだれも行っていないが、私は日本でレーザー白内障手術を開始したい。ぜひあなたの施設でレーザー白内障手術について教えていただきたい」というメッセージを送りました。ローレス先生はたいへん寛大な方で、日本人の患者さんたちがレーザー白内障手術の恩恵を受けられるためなら喜んで協力します、と言ってくれました。

　その連絡を受けた私は、すぐにいくつかの仕事をキャンセルしてオーストラリアに飛び、ローレス先生のもとを訪ねました。そこではレーザー白内障手術の理論や技術を、短期間に集中して学ぶことができました。見学中にはオーストラリアの地元の新聞社がクリニックに取材にきて、日本の眼科医がレーザー白内障手術を始めるためにはるばるオーストラリアを訪れていることを記事にしてくれました。

　そして２０１２年６月、日本で初めてレーザー白内障手術器機を導入し、日本第一例のレーザー白内障手術を成功させたのです。

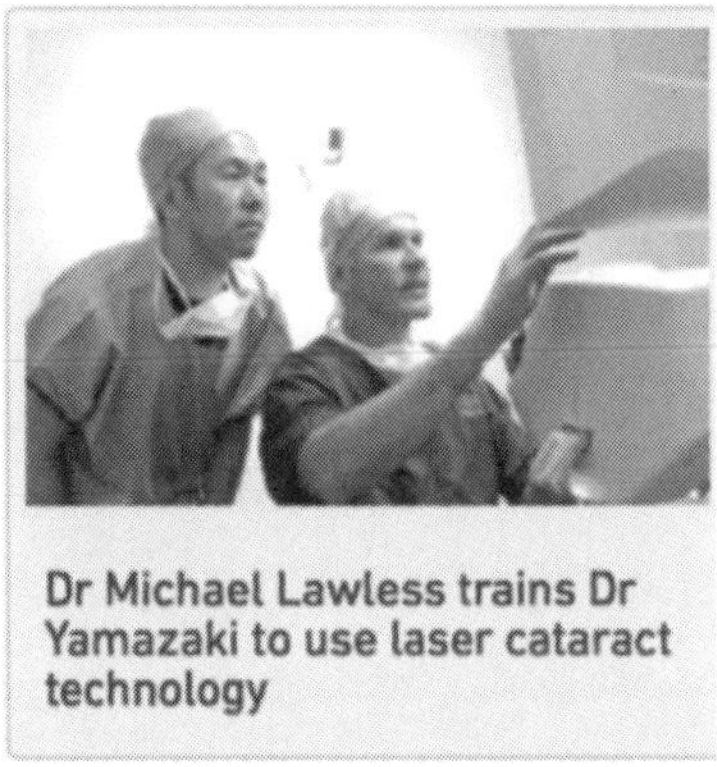

私がオーストラリアの病院にレーザー白内障手術の見学に行ったことについての地元新聞の記事。
写真右がローレス先生。私（写真左）は、レーザー白内障手術の第一人者であるローレス先生の手術に立ち会い、その熟練した技術を教わることができました。

第1章

白内障——誰もが避けられず、若年で起こることも

「白内障」は病気なのか

Q 白内障は病気でしょうか?

A 答えはYESです。

Q それでは白内障は一部の人だけに起こる特殊な病気なのでしょうか?

A その答えはNOです。白内障は年齢を重ねていくと、すべての人に起こります。一部の人だけに起こる病気ではありません。言い換えると、すべての人は白内障になることを避けることはできません。

歳を重ねると顔のシワが増えたり、髪に白髪が増えたりするのと同じように、白内障は目に現れる加齢にともなって必ず起こる変化の一つです。白内障は高齢者に多い「病気」ですが、誰にでも加齢にともなって起こる「現象」とも言えます。患者さんたちから「白内障は遺伝ですか?」という質問を受けますが、白内障の発症に遺伝はほとんど関係ありません。

発症する年齢は、個人差があるため一概には言えませんが、50歳以上であれば、いつ発症しても不思議ではありません。

白内障は、60代の約6割、80代になればほぼ全員が罹患《りかん》すると言われています。日本眼科学会によりますと、白内障の手術は年間に１５０万件行われており、今後高齢化によってますます増えることは間違いないでしょう。白内障にはこれだけ多くの人が罹患しています。したがって、眼科クリニックで「白内障ですよ」と医師に診断されても驚くことはありません。白内障は、一般的によく見られる状態なのです。

本書のテーマである「白内障」は、思ったよりもたくさんの人がかかっている「病気」であり、加齢による「現象」なのです（ただし加齢によるものではない特殊な白内障もあります。それについては第1章「アトピー、糖尿病、外傷……　白内障は高齢者だけの病気ではない」の項で後述します）。

症状がないまま白内障が進行することがある

Q 白内障になると誰でも見え方が悪くなるのでしょうか？
Q 見え方が悪くなった人だけが白内障の可能性があるのでしょうか？
Q 自分はよく見えていると思っている人は絶対に白内障ではないのでしょうか？

A 答えはすべて「NO」です。

確かに白内障が進行すれば見え方が悪くなることが大半です。そして白内障が進行するにしたがって見え方が悪くなります。

しかし気をつけなければいけないのは、見え方には個人差があり、白内障がだいぶ進行しても、自覚症状のない例もたくさんあるということです。つまり必ずしもすべての人が白内障の進行に比例して見づらくなるとは言えません。

進行した白内障では、水晶体が硬くなるだけではなく濁りも増してくることがほとんどですが、中には、あまり濁らないパターンや逆に濁りが強い割にあまり硬くならないというパターンもあります。白内障の進行の仕方には個人差があるのです。

このうち気をつけたいのは、硬さが増す一方、濁りはそれほどでもないパターンです。この場合、あまり視力が落ちないことが多く、自覚症状がほとんどないため、気づいたときにはかなり進行していることも珍しくありません。

もう一つ、白内障に気づきにくく対処が遅れがちなケースに、片方の目だけが進行してしまうことが挙げられます。

白内障の多くは加齢が要因であることを考えると、片方だけというのは奇妙な感じを受けるかもしれませんが、実際には左右で進み具合に差のあるケースも少なくありません。白内障の進行の仕方は人によってまちまちです。加齢によって進行する白内障であっても、左右の目で進行の度合いに大きな差があることもあるのです。

ところが片方の目だけが見えにくくなっていたとしても、もう片方の視力があまり低下していない場合には、自覚症状がないことがあります。信じられないかもしれませんが、片方の目が日常生活に支障をきたすほど視力が低下しても本人がまったく気づかないことすらあるのです。我々眼科医は、日常の診療でたくさんの人を診察しているので、このような患者さんを何人も経験します。

このようなことはなぜ起こるのでしょうか？　私たちは目で得た光の信号を情報として脳に送ります。我々の目は2つあるので、2つの目からそれぞれ送られてくる視覚情報を脳で統合し、まとめて1つの視覚情報として認識します。片方の目が見えにくい場合や左右の目の視覚情報が統合できない場合は、見えている目の情報だけを優先して処理します。その場合によってはあまり見えていないほうの目の情報を意図的に無視してしまいます。そのような場合でも、本人は両目の視覚情報を統合していないという自覚はありません。

その結果、片方の目からの情報が少ない、つまり見えていないことはあまり問題にならずに、脳の中で1つの像として認識されるのです。よって片方の目が見えなくても違和感なく日常生活ができるような機能とも言えます。

しかしそれがデメリットになることがあります。つまり片方の目の白内障が進行していても見えにくさを感じないために、なかなか病気に気づかないのです。

白内障は少しずつ進行する病気です。急に失明してしまうのと違い、見え方の変化は時間をかけてゆっくりと進行します。そして人間には環境に適応する能力があります。その能力は生活上非常に重要なのですが、片目が見えにくくなった場合にも見えにくい環境に慣れてしまうことから、「片目が見えなくなってもまったく気づかない」ということが起こるのです。

このように、片方の目だけ白内障が進行している場合、自覚症状がなかなかあらわれないので、気づいたときにはかなりの重症になっていることが少なくありません。結膜炎などの他の病気で受診してきたところ、進行した白内障が見つかったというケースがあります。本人はそれまで自分が白内障――それも重症の白内障であることに気づかないこともあるのです。

ここでは片方の目だけ進行した例を挙げましたが、自然な加齢により両方の目が白内障になっている場合も、その進行はたいへん緩やかです。何年もかけて少しずつまぶしさが増してきたり、見え方が悪くなっていきます。明らかに見づらいと感じたときには、進行してしまっている可能性があります。

なお、これは白内障だけでなく、糖尿病網膜症、緑内障、加齢黄斑変性など、視力が低下する他の眼疾患にもあてはまります。

白内障は、目の中の水晶体が混濁した状態

白内障は、目の中でレンズの役割を果たしている「水晶体」という部分の病気です。水晶体は、主にタンパク質でできています。このタンパク質が加齢やその他のさまざまな原因で変性すると、水晶体が濁ったり硬くなったりしてしまうのです。これが白内障の状態です。

タンパク質は筋肉や内臓、皮膚など全身の組織を構成する成分です。タンパク質は酸化や加熱などにより変性をするという特徴があります。変性したタンパク質は二度と元通りには戻りません。たとえ健康体であっても、加齢によってタンパク質は不可逆的に変性・劣化していってしまうものなのです。

一部の身体の細胞は、一定のサイクルで新たな増殖を繰り返し、タンパク質も新しいものに置き換わっていきますが、実は水晶体には新陳代謝がほとんど起こりません。変性したタンパク質はそのまま蓄積されてしまいます。これが加齢によってほぼすべての人が白内障にかかる原因です。

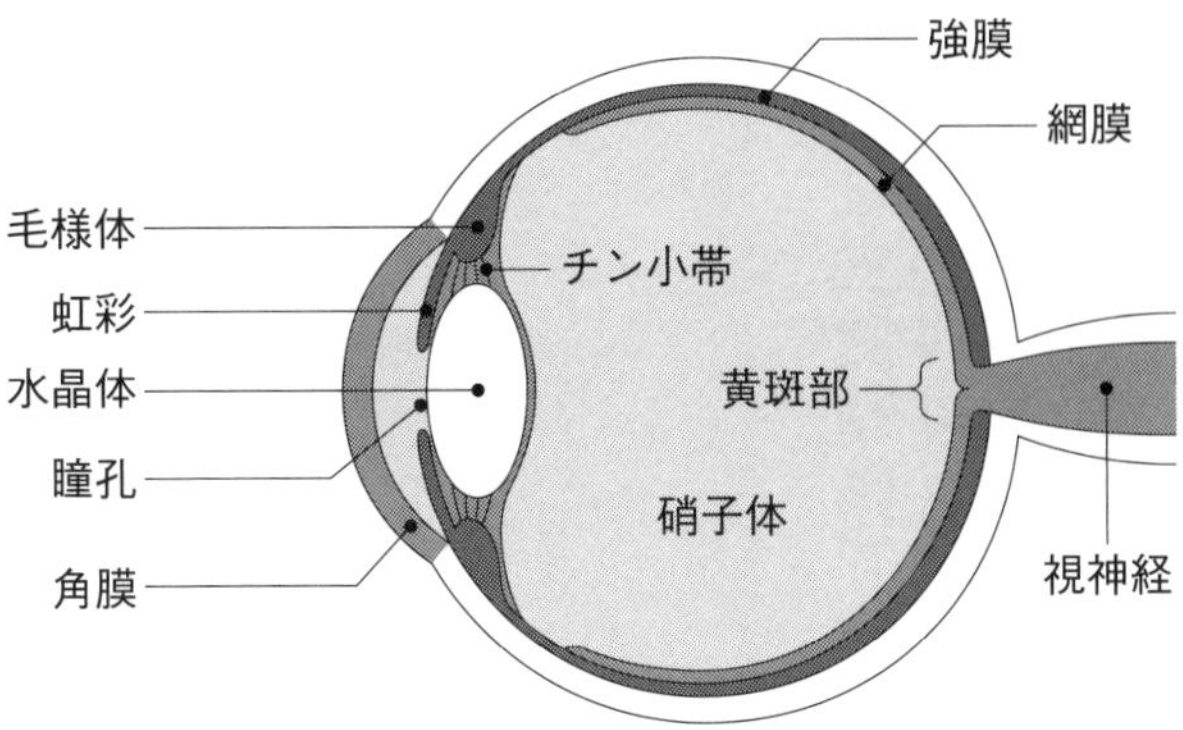

目の構造

水晶体が濁ったり硬くなったりすると、光をうまく屈折させることができなくなったり、ピント合わせが思うようにいかなくなったりします。そのため、進行すればするほど、見え方にさまざまな支障が出てくるようになります。白内障の自覚症状は多岐にわたり、個人差もあるのが特徴です。

また、白内障と聞くと「見え方が白くなる」と思われがちですが、白く見えるようになることはほとんどありません。代表的なのは、意外に思われると思いますが、「まぶしくなる」症状です。ほかに「老眼が進んだ」「メガネが合わなくなった気がする」などの視力低下の症状があります。

白内障では、水晶体が白くなるだけでなく水晶体が硬くなる場合もあります。人によって、主に白くなる＝濁りが進んでいる人と、あまり白くはならないものの、水晶体が硬くなりやすい人がいます。私の経験では、水晶体が硬くなるタイプの白内障（核白内障と言います）は、一般的に視力低下の症状が出にくい傾向にあります。

つまり自覚症状がなくても、白内障が進行している場合があるのです。しかもやっかいなことに、この核白内障は白内障手術のときにたくさんの超音波を使用せねばならず、眼球の組織へのダメージが大きくなるのです。このことから、私は60歳を過ぎたら、すべての方に眼科受診による白内障検診をお勧めしています。

身近な生活動作でわかる白内障のサイン

白内障は進行性の病気です。ひとたび白内障が進行した水晶体は、元のきれいな状態に自然に戻ることはありません。しかし白内障は眼科クリニックを受診すれば、簡単に診断することができます。そして手術で完全に治療することが可能な病気です。

白内障の進行度合いと自覚症状は必ずしも一致しません。つまり自覚症状があまりなくても、白内障が進行していることがあります。

白内障と診断された患者さんが、よく口にするのは「まぶしさ」です。夜、車の運転をしていて、対向車のヘッドライトがやけにまぶしく見えても、「あれは対向車がライトを上げているのだろう」と考える人がいます。ところがすれ違う車のライトがすべてまぶしいので、相手のせいではなく、自分の見え方のせいですべてのライトがまぶしくなっていたことに気づくのです。

また、快晴の日にゴルフ場に行くとまぶしくてプレーがしにくい、といった声も聞かれます。ゴルフ場には、ただでさえ太陽光がさんさんと降り注ぐ上、芝生や池、バンカー等があり照り返しもきついので、とりわけまぶしさを感じやすい環境と言えます。今まではまぶしさを気にすることなくプレーできたのに、違和感を覚えるようになったら、白内障が進行しているかもしれません。

家での何気ない生活動作の中でも、白内障の人がまぶしさを感じるシーンはいくつもあります。例えばベランダで洗濯物を干していて、白いシーツをぱっと広げたときに、思わず目を細めるほどまぶしかった、というケースもあります。ベランダに出るだけでも、天

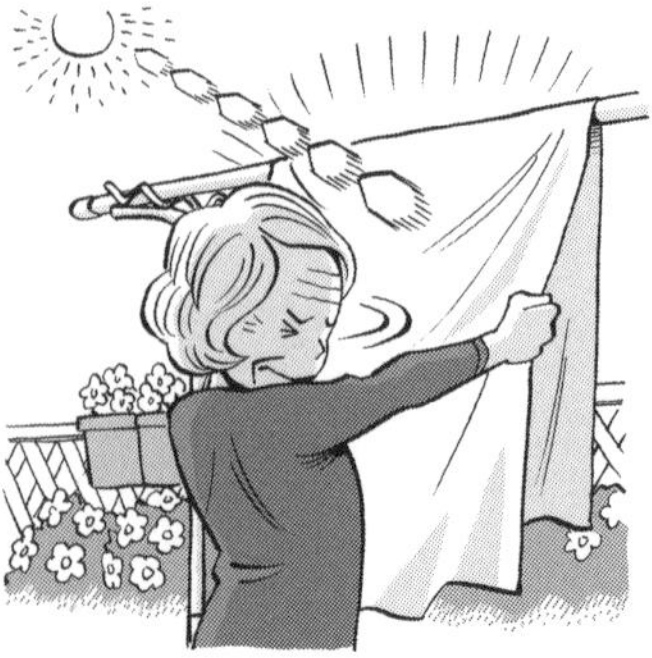
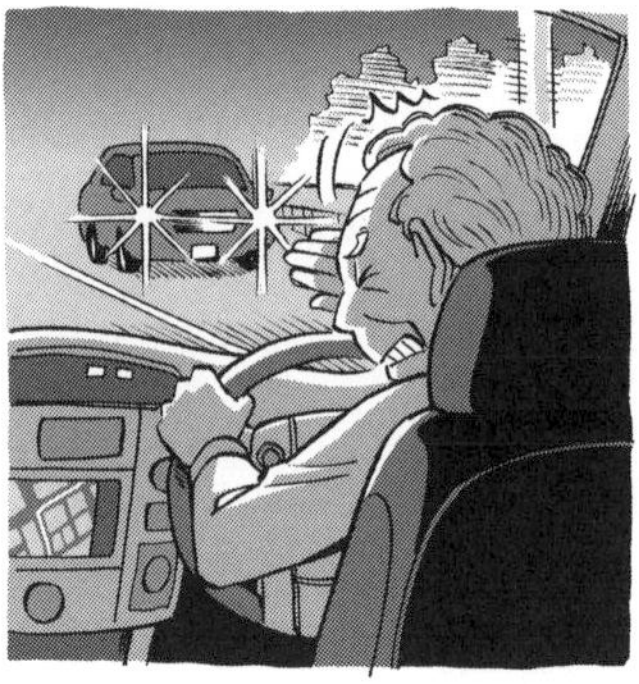

車の運転をしていて対向車のヘッドライトがやけにまぶしく感じる、洗濯した白いシーツを干す時にまぶしく感じる、というのは白内障のサインかもしれません。

気の良い日は、下からの照り返しで目がくらむこともあるようです。そのまぶしさが、しばらく動けないほど続いたり、まぶしさを通り越してくらくらと目がくらむ感覚があったりしたら、かなり白内障が進行している可能性があるので要注意です。まぶしさは、いきなり明るいところへ出たりして、急に多くの光が目に入ってくることで感じます。

　まぶしさそのものは、誰もが日常生活の中で大なり小なり経験する感覚です。しかし、白内障によるまぶしさは、そうした正常の感覚によるものとは異なります。白内障は、少しずつ変性したタンパク質が蓄積していくことが原因ですが、初期には特に、水晶体の中で変性（＝濁っている）部分と正常（＝透明）な部分がまざっていて、まだらのようになっています。そこを光が通ると、正常に屈折せず、乱反射しやすくなるのです。それが白内障のまぶしさの原因です。

白内障になると、正常な目の状態よりも、ずっと強くまぶしさを感じるようになります。進行した白内障では、患者さんがまぶしさを通り越して「目がくらむ」と表現することがあります。今、歩いたら危ない！　と、しばらく立ちすくんでしまうほどのきつさです。こうなると、日常生活を普通に送ることが困難になります。

この症状については大ヒットアニメ『おぼっちゃまくん』（小学館）や『ゴーマニズム宣言』（小学館、幻冬舎）などの作品で有名な漫画家・小林よしのりさんの著書『目の玉日記』（小学館）のなかで、すばらしいイラストで正確に描写されています。その『目の玉日記』には私のキャラクターも登場します。『目の玉日記』については、あとでこの本でも詳しく紹介します。

特に高齢の方の場合には、白内障で見えにくくなると転倒しやすくなります。障害物が見えにくくなったり、距離感がつかみにくくなるからです。つまり白内障は単なる目の病気ではなく、生活に大きな支障をきたす可能性があるのです。

白内障の目の写真

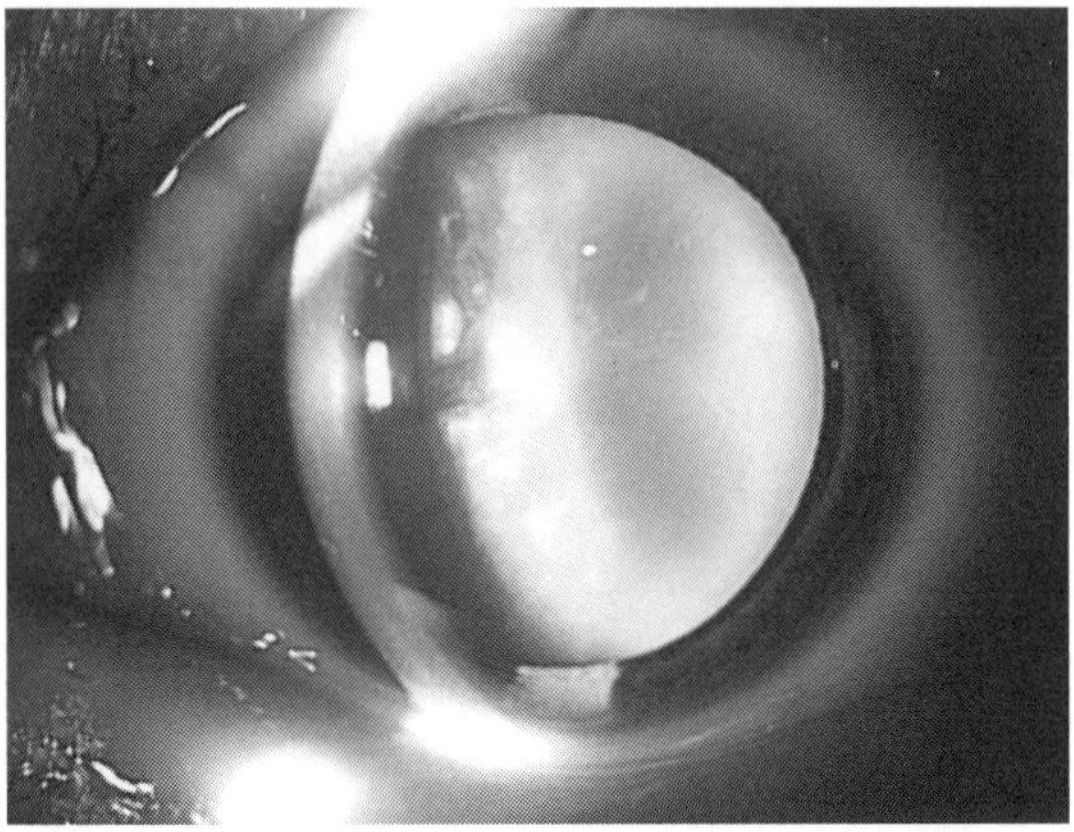

21歳で白内障になり、当院でレーザー白内障手術＋多焦点眼内レンズで手術をした男性患者さんの手術前の白内障。だいぶ水晶体が混濁している。アトピー性皮膚炎あり。

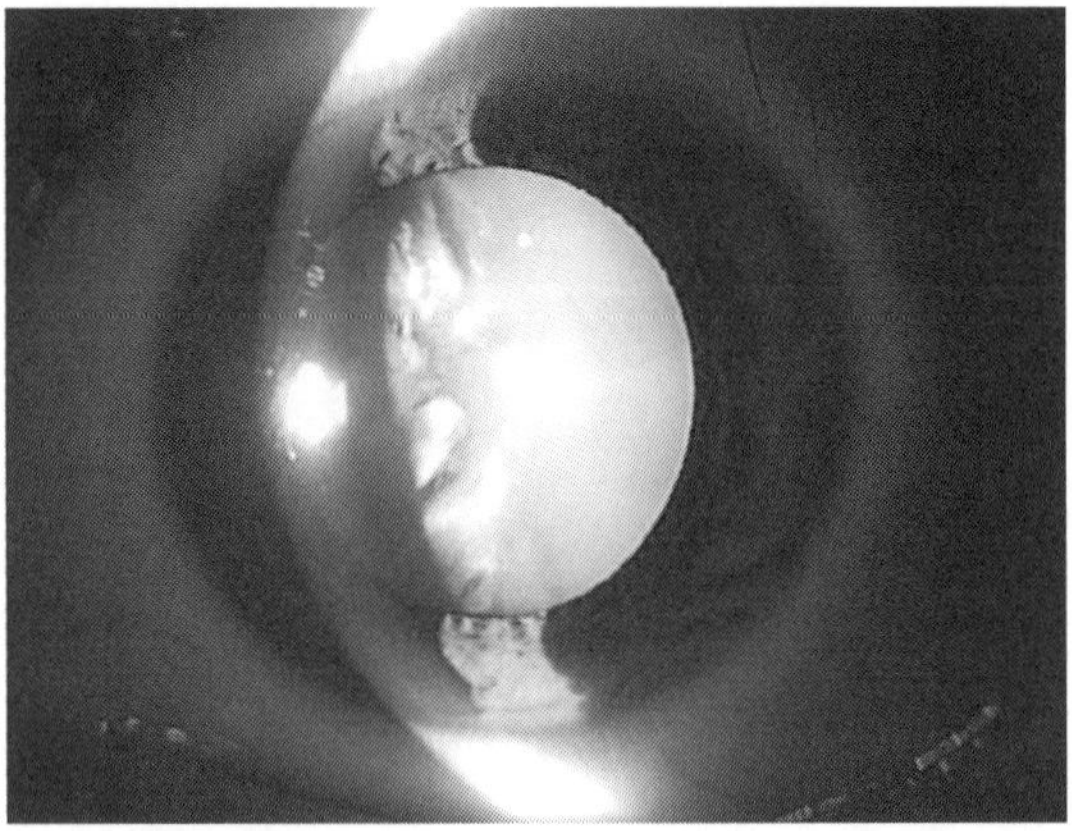

35歳で白内障になり、当院でレーザー白内障手術＋多焦点眼内レンズで手術をした女性患者さんの手術前の白内障。アトピー性皮膚炎あり。

老眼の症状と思っていても白内障のことがある

最も代表的な白内障の症状はもちろん「見えにくさ」、つまり視力低下ですが、では「見えにくさ」を感じなければ白内障ではないかというと、そういうわけでもありません。

目の中でレンズの役割を果たす水晶体は、外からの光を通し屈折させるだけでなく、レンズの焦点を変化させることで見る距離の焦点を合わせます。このピントを合わせる機能は、加齢に伴って次第に低下します。これがいわゆる「老眼」です。老眼の症状はさまざまです。例えば、以前より手元の文字が見づらくなった、あるいは若い頃よりも遠くも手元もすべての距離が見づらくなった、いままでのメガネをかけると以前は見えていた手元が見えない、などです。

ただしこれらは、白内障でも起こりうる症状です。つまり老眼のような症状があった場合に、白内障の進行によってその症状を自覚している場合があります。テレビが見づらくなった、車の運転をしていて標識や信号が見えにくくなった、など視力の低下を感じたとき、それが老眼からきているのか、それとも白内障のせいなのか、さらには他の病気からきているのか、自分で判断することはなかなかできません。

目の病気のあるなしにかかわらず、見え方が変化した、不便になったと感じたとき、それが老眼の兆候であることもありますが、白内障である可能性もあるのです。見え方が悪いのでメガネを作ろうとメガネ屋さんに行ったら、メガネをかけても視力が出ないので眼科を受診するよう勧められることがあります。それはこのような理由なのです。

車の運転でもまだまだよく見えているという思い込み

これは車の運転をする人の話ですが、白内障で視力が落ちていても、「自分はまだまだ車の運転も支障なくできているので、視力が悪いはずがない」と思い込んでいる人がいます。しかし白内障で視力がかなり低下していても、車の運転はできてしまうのです。

あるいは、「自分は仕事で（あるいは家族を送り迎えするためなどの理由で）車をどうしても運転しなければいけない」という理由で視力低下の自覚があっても無理に車の運転をしている人がいます。

「目が見えにくくなっているので、昼間、家の近所しか運転しないようにしている」という人もいますが、交通事故の多くは家の近所で起きています。慣れている道路だから視力が低下していても運転をしていい、ということではないのです。

白内障で視力が低下している人たちは、事故を起こす前に白内障手術を受けて、視力が改善するまで、車の運転はすべきではありません。

白内障が進行して視力が落ちているのに、「自分は免許の更新での視力検査でも通ったので、視力は絶対に大丈夫だ」という人もいます。免許の更新は数年に一度であり、更新の間の時期に白内障が進行して視力が低下することはまれではありません。視力が低下している状態での車の運転は自分の命だけでなく、まったくの赤の他人を傷つけ、場合によっては人の命を奪ってしまう可能性すらあります。高齢者に対しては運転免許の更新で高齢者講習というシステムが新たに導入され、更新が厳しくなりましたが、それでも高齢者による交通事故は大きな社会問題となっています。

高齢者の方で、特に車の運転をする方は、夜間や悪天候で見えにくい、遠くの標識や道路のラインが見えにくいなどの症状が少しでもあれば、すぐに眼科を受診することをお勧めします。

「メガネを作り替えても見えにくい」は白内障かもしれない

ふだん、メガネをかけている人は、見え方が悪くなると、メガネを作り替えて対応しようとします。行きつけのメガネ店があり、今までに同様のことがあったときに、メガネを替えたら問題が解決したという成功体験があるのかもしれません。しかもメガネで見えにくいと、また新しいメガネを作るので、しまいにはメガネのコレクターのように、家の中に使わないメガネが増えていってしまうこともあります（心当たりのある方は多いのではないでしょうか？）。

「メガネを作り替えても合わない感じがする」という人の中に、白内障によって見えにくくなっている場合があります。メガネの度数のせいではなく、目の中の水晶体が濁っているために見えにくくなっているのです。濁った水晶体の上から、どんなに良いメガネをかけても、よく見えません。前述の通り、自覚症状から自分は白内障と気づくのはなかなか難しく、メガネをいくつ作ってもどうもしっくりこない、合わない感じがする、という人は、早めに眼科を受診することをおすすめします。

特に、60歳を過ぎてから老眼鏡を作りなおしたことがある人は要注意です。なぜなら、老眼の症状は一般的に40代から始まり、60歳で止まるからです。つまり60歳を過ぎてからさらに見えにくくなった場合は、老眼以外の要因が考えられるのです。その原因の筆頭が

遠くの掲示板の文字と手元の伝票やチケットの文字の両方が見えづらいということはありませんか？

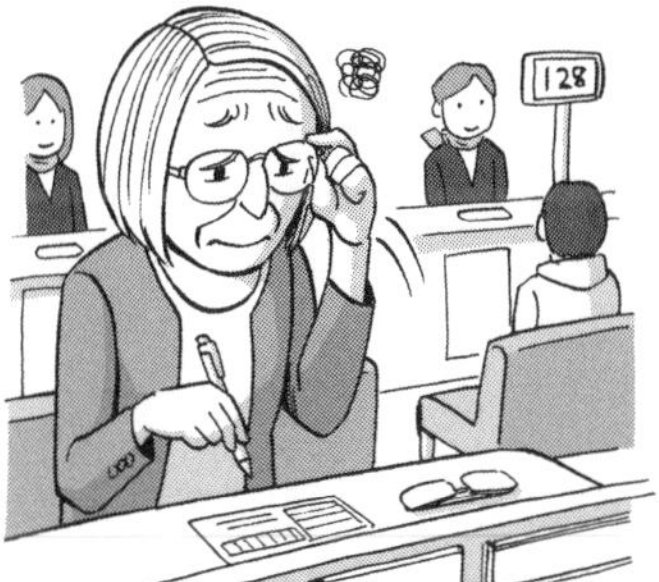

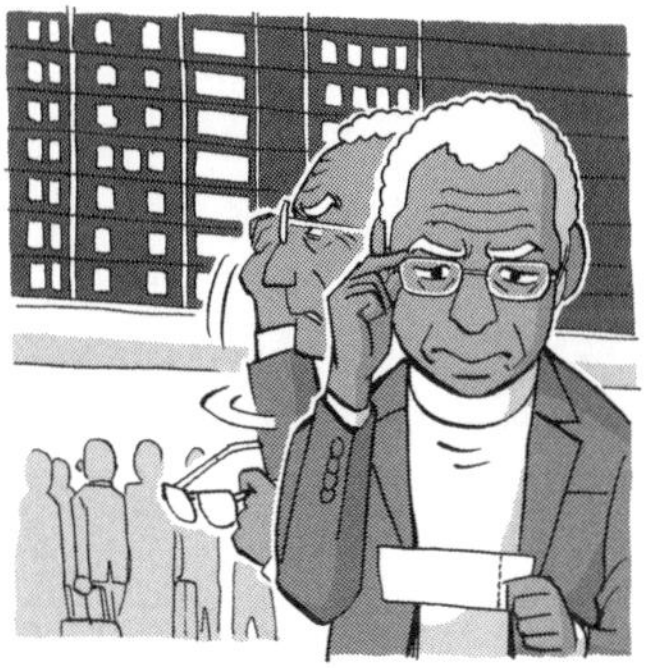

白内障です。60歳を過ぎてメガネを作り替えても見えにくい人は、メガネのせいと決めつけずに、白内障かもしれないと考えてください。

アトピー、糖尿病、外傷……白内障は高齢者だけの病気ではない

これまで、白内障は高齢になるとほぼ全員がかかる病気との前提で解説してきました。

それでは若い世代はまったく心配がないのか、というと、これも答えはＮＯです。

確かに、高齢者と比べれば40代以下の若い年代の発症率は少ないのですが、外傷や他の病気を引き金に白内障が発症する可能性があります。

特に目立つのは、アトピー性皮膚炎を誘因とするケースです。アトピー性皮膚炎の患者さんで、皮膚をかくと傷がつくからと、たたくことでかゆみを和らげようとする人がいます。目の周りやまぶたの上をたたくと、それが水晶体へのダメージとなり、外傷性の白内障を起こすことがあるのです。

また、多量のステロイド剤を長期間にわたり使用することも、白内障の要因になる可能

性がありますが、昨今は皮膚科医の指導のもと、適切な使用が徹底されてきており、発症頻度は高くありません。アトピー性皮膚炎の患者さんの場合、ステロイド剤が原因の白内障よりも、目をかいたりたたいたりすることで起こる白内障のほうが圧倒的に多く見られます。

レジャーやスポーツ等でのアクシデントで目にダメージを受け、白内障となるケースもあります。また、先天性の要因によって、若い年齢で白内障となることもあります。このように、まだ若いからといって白内障にかかるリスクはゼロではありません。もし、目がかすむ、急に見えにくくなった、強いまぶしさを感じる……といった何らかの違和感があったら、若い方でも眼科を受診することをおすすめします。

若い方がアトピー性皮膚炎やアレルギー性結膜炎があって、目のかゆみや充血などの症状で眼科を受診し、白内障が見つかったケースもあります。白内障だけでなく、網膜剝離など深刻な目の病気が発見されることもあります。アトピー性皮膚炎の方は網膜剝離になることもあるのです。

ちなみに、企業や自治体の目の健診には、白内障の項目はありません。しかし緑内障や網膜の病気の早期発見を目的とした眼底写真を撮影したところ、写真にはっきり写らないので白内障が疑われて眼科受診をすすめられることがあります。水晶体が濁っていると、その奥にある眼底の写真が鮮明に写らなくなるためです。

なるべく避けたい、悪化してからの手術

白内障は緩やかに進行し、見えづらさを自覚する頃には相当進行していることが少なくありません。特に、水晶体の混濁よりも硬化が進んでしまったタイプや、片方の目だけ白内障が進行している場合は、自覚症状が現れにくく、気づいたときには重症化していることが多いため、早期に発見し早期に対策を取ることが大切です。

「見え方に問題がなければ、白内障が進行しても差し支えないのでは？」と思う人もいるでしょう。しかし、白内障の手術では、水晶体が硬くなればなるほど、目に負担がかかるのです。

白内障が進行して水晶体がとても硬くなっていると、手術で角膜の内皮細胞に与えるダメージが大きくなります。さらに水晶体が硬くなると、硬くなった水晶体を摘出するため

に創口を大きく切るタイプの、従来型の白内障手術をしなくてはならない場合もあります。創口が大きいと、そこから菌が入り感染症を起こすリスクも増えてしまいます。さらに、なめらかだった角膜が歪むもとになり、乱視になることもあるのです。せっかく白内障が治っても、乱視が強く出てしまい、場合によってはメガネでも十分な補正ができないということも起こり得ます。

見え方がそう悪くなっていなくても、白内障のために水晶体があまり硬くなってしまう前に早く手術を受けるほうが、これらのリスクをより確実に避けることができ、患者さんにとってメリットが大きいのです。

これは白内障においてだけの話ではありません。どのような病気やケガであっても、早期発見、早期治療が大事です。しかし白内障について、「早く手術をするとまた手術をしなければいけない」「眼内レンズは20年しかもたないから、早く手術すべきでない」ということを信じている人がまだたくさんいらっしゃるようです。

例えば日本人の死因の第一位であるがんも、早期のうちから自覚症状が出ることはまずありません。自覚症状が出たときには、進行している恐れがあります。そのため、自覚症状のない時期の早期発見のために定期的にがん検診を受けましょうと、国や自治体が盛んに呼びかけています。

早期発見、早期治療はすべての病気にとって大事な基本なのです。

白内障手術はこわい、という方に

白内障手術を受けるときには、いろいろな不安や怖さがあると思います。しかしその多くは心配のないものです。

たとえば、白内障手術を受ける患者さんたちから、「手術中にまばたきはできますか?」「手術中に自分の目が動いてしまうと手術はできないのでしょうか?」というご質問を受けることがあります。手術中に普通のまばたきをしても手術に支障はまったくありません。また、多少目が動いても手術は十分に可能ですので、ご安心ください。

また、「手術中に手術で使用する器械が近づいてくるのが見えますか? 見えると怖いのですが……」と聞かれることもあります。手術は眼科用の手術顕微鏡を使って行いますが、この顕微鏡には照明がついており、患者さんは少しまぶしく感じますが、手術用の器械が目に近づいてくるのが見えることはありませんので、これもご安心ください。

白内障手術は苦痛の少ない、短時間の手術です。手術はたしかに怖いことですが、これらの質問のような心配はありません。

後発白内障と治療について

白内障のことをある程度調べている人の中には、「後発白内障」という言葉を見聞きしたことがある人もいるかもしれません。病名だけ見ると、あたかも一度治療した白内障が、再発するかのような印象を受けます。「一度手術を受けたら、二度とできない」という人の中には、後発白内障になってしまったら、もう手術は受けられない、と思い込んでいる人もいるようです。

実はこの後発白内障は、白内障が再発することではなく、まったく別の状態です。白内障の手術時、ごくわずかな量の水晶体の細胞が目の中に残ります。それが術後しばらく時間をかけてゆっくりと増殖し、水晶体の袋の後ろ側が濁ってくるのが後発白内障です。

後発白内障は、程度が強くなった場合は視力が低下することもあります。しかし、これはＹＡＧレーザーという種類のレーザーで簡単に治療することができます。ＹＡＧレーザー治療の後は、他に病気などがなければ、すぐに白内障手術直後の良好な視力に改善します。もちろん、挿入した眼内レンズには何の影響も出ませんし、レーザー治療によって見え方が悪くなることもありません。白内障の手術を受けた人全員が、後発白内障になるわけではありません。なお、ＹＡＧレーザーの器機は、白内障の手術を行っている医療機関であればたいていは設置されています。

後発白内障は、白内障と名前がついているだけにたいへん誤解を招きやすいのですが、再発という考え方自体が白内障には存在しないことを覚えておいてください。

また、ＹＡＧレーザーとフェムトセカンドレーザー白内障手術は全く別の治療ですので混同しないでください。

目薬、サプリメントでは完治しないため、白内障の治療は手術のみ

現代の医療技術では、混濁した水晶体を薬で元に戻すことはできません。

現在のところ白内障を治す方法は手術のみです。患者さんが「インターネットで白内障を治す点眼薬が海外で認可されたと読みました」と言ってきたことがあります。実際にこれらを購入して使用したのに、視力が一向に良くならないために眼科を受診する方もいらっしゃいます。白内障は手術でなければ治せません。白内障を完治できる唯一の治療法、それは濁った水晶体を取りのぞき、人工の眼内レンズに置き換えること、つまり白内障手術のみです。

ただし、白内障の進行を遅らせる点眼薬はあり、公的保険が適用されます。初期の白内障で、視力の低下がなければ、その点眼薬で様子を見ることもあります。そのような患者さんから「白内障予防の点眼薬を続けていれば、手術をしないですみますか？」と聞かれることがあります。白内障予防の点眼薬には、完全に白内障の進行を止めるほどの効果はありません。したがって白内障の進行予防の点眼薬を使用していても、白内障が進行して

手術を受けなければならない場合もあります。
「目に効く」とされるサプリメントも出回っていますが、それらで白内障が改善することはありません。白内障を完治させる方法は白内障手術しかありません。

約30年で劇的な進歩を遂げてきた「白内障手術」

今でこそ、多くの人たちが受けるようになった白内障手術ですが、現在の標準的な術式は、まだ20～30年ほどの歴史しかありません。その前までは、水晶体を目の中で細かくする技術がなかったため、角膜を大きく切って濁って硬くなった水晶体を丸ごと取り出していました。切った角膜の創口はそのままでは閉じないので、角膜を糸で縫合していました。人工水晶体である眼内レンズがなかった時代には、水晶体を摘出したあとの目は焦点が合わないため、術後はとても分厚いメガネをかけなくてはなりませんでした。

世界で最初の眼内レンズ移植手術は１９４９年、イギリスのハロルド・リドリー先生によって行われました。リドリー先生は第二次世界大戦中、戦闘機の操縦士が外傷によってアクリル樹脂の破片が目の中に入っても、炎症を起こさないことに着目し、同じ素材で眼内レンズを考案しました。

その後、水晶体を除去するための革新的な方法が、１９６７年にチャールズ・ケルマン先生によって世界で最初に紹介されました。それは小さな創口から入れた器械で、水晶体を超音波で砕いて吸引する方法です。この超音波水晶体乳化吸引術では、それまでの水晶体をまるごと取り出す方法に比べ、格段に角膜の創口が小さくてすむようになりました。

超音波水晶体乳化吸引術では、濁った水晶体を超音波によって細かく砕いてから吸い出します。それにともない、小さな角膜の切開で手術が可能になりました。そのため、細菌が侵入するリスクが減り、術後感染症が起こりにくくなり、術後の回復も早くなりました。また、手術後の乱視も少なくなりました。

ケルマン先生が開発した超音波水晶体乳化吸引術の技術は、世界中のさまざまな眼科医によってさらに洗練され、現在のようなスタイルになったのは１９８０～90年代のことです。

今では硬くなった水晶体を安全に砕くためのさまざまな器具や技術が開発され、小さく折りたたんだ眼内レンズの登場によってとても小さな創口から手術が可能になりました。技術面や器具、装置はさまざまな研究のもと開発・改良が進められています。

COLUMN

『人生が変わる白内障手術』をめぐる、私と、鉄腕アトムの作詞作曲コンビ・谷川俊太郎さんと、高井達雄さんとの運命的な出会い

はじめに、本書に推薦の言葉をいただきました、谷川俊太郎さんとのご縁となったエピソードをご紹介します。

『人生が変わる白内障手術』をお読みになったたくさんの患者さんが、遠くからお越しくださるようになりました。あの手塚治虫さん原作の国民的アニメ・鉄腕アトムのテーマ曲の作詞と作曲を手がけた詩人・谷川俊太郎さんと作曲家・高井達雄さんも、『人生が変わる白内障手術』をお読みになって、私の行う最先端白内障手術を受けられました。鉄腕アトムのテーマ曲は「空をこえて、ラララ…」の印象的な歌詞と、誰もが知っているあのメロディーの歴史に残る名曲です。テレビアニメは昭和38年（１９６３年）から放送開始したそうです。今もＪＲ高田馬場駅のチャイムに使われています。

お二人と私の出会いは運命的でした。

まず高井達雄さんが私のクリニックを受診されました。すでに他の病院で白内障と診断されていましたが、その病院では単焦点眼内レンズによる手術しか行っておらず、『人生が変わる白内障手術』をお読みになって当院を知り、多焦点眼内レンズやレーザー白内障手術を希望して当院にいらっしゃいました。

それから2カ月後、高井さんの白内障手術を行いました。高井さんは3焦点の多焦点眼内レンズを使用したレーザー白内障手術を受けられました。手術は無事成功しました。手術が終わった直後に、外来から手術室にいる私に電話がありました。「外来にご高名な作家の方がいらっしゃっていますが診察しますか？」という内容でした。私のクリニックは、常勤の木本龍太先生や柴田優子先生をはじめ、数名の眼科専門医が私と一緒に働いています。みな非常に高いスキルをお持ちなので、手術日の外来での患者さんの診断や治療に関しては、木本先生達にすべての診察をお任せしています。その日も私はたくさんの白内障手術の予定を抱えていたので、外来に行くことはできません。私は電話をくれたスタッフに外来には行けないことを告げましたが、一応「その作家の方のお名前は？」と聞きました。すると「谷川俊太郎さんです」との返事でした。

私は鉄腕アトムの作曲家が高井さんで、作詞家が谷川さんであることを知っていたので、その瞬間に「高井さんが知人の谷川さんと一緒に来たのだろう」と考えました。ちょうど高井さんの手術が終わった直後でしたので、リカバリールームで高井さんに「手術はうまくいきました。予定通り、多焦点眼内レンズを入れることができました。よかったですね。ところで今日は谷川さんを紹介していただいて、ありがとうございます」とお礼を言いました。するとは高井さんははっきりとは何もおっしゃいませんでしたが、（なぜそんなことを言うのかな？）という表情をなさいました（後でお聞きすると、やはりそう思ったそうです）。私はしまったと思いました。谷川さんが高井さんの紹介でいらっしゃったというのは、私の思い込みであったことを、高井さんの表情から悟ったからです。

その2週間後、谷川さんの診察を行い、初めて谷川さんとお話をしました。谷川さんも『人生が変わる白内障手術』をお読みになって当院にいらっしゃったとのことでした。後日、谷川さんにも多焦点眼内レンズを用いた白内障手術を行い、成功しました。

お二人の手術の後、お二人にお互いが当院にいらっしゃっていることをお話ししました。

お二人とも、その偶然を大変驚いていました。あのような国民的な曲の作詞家と作曲家のコンビが偶然にもほぼ同じ時期に私のクリニックを訪れて手術を受けられたこと、さらには高井さんの手術の日に谷川さんが初めていらっしゃったことは、運命的としか言いようがありません。

鉄腕アトムのテーマ曲は、原作者の手塚治虫さんからそれぞれ直接指名されて依頼をされたそうです。しかし高井さんは鉄腕アトムの作曲の依頼を受けたとき、手塚治虫さんの作品である「ある街角の物語」の長編の曲の依頼も受けており、一度は鉄腕アトムの作曲を断ったそうです（詳しくは様々なメディアで高井さんご自身が語られていますので参照してください）。その後、どうしてもと手塚さん自身から懇願されて、忙しい仕事の合間に鉄腕アトムの曲を短時間で作ったそうです。その後に谷川さんの素晴らしい歌詞が乗せられ、あの曲が完成したとのことです。谷川さんがおっしゃるには、手塚治虫さんには人と人を引き合わせる特殊な才能がおありになったとのことです。

私は学生時代、医師のストーリーである『ブラック・ジャック』はもちろん、たくさんの手塚治虫さんの作品を読みました。私はそのことにも運命的なものを感じました。さらには手塚治虫さん自身、漫画家であると同時に私と同じ医師でもあります。

私のクリニックは２０１８年に十周年を迎えました。十周年祝賀会には谷川俊太郎さん、高井達雄さんのお二人をお招きし、手塚治虫さんとお二人の出会い、鉄腕アトムにまつわる貴重なエピソード、当院で受けた最先端白内障手術のこと、『人生が変わる白内障手術』を読んだ感想など、たくさんの貴重なお話をご講演いただきました。お二人は「同時期に私のクリニックに来たことも手塚治虫さんに引き合わされたのでしょうね」とおっしゃっていました。手塚治虫さんにまつわるこの奇跡に、私も感動しました。

谷川さんからは『人生が変わる白内障手術』について、「この本は最初に自分のご両親の手術をしたことを書いている。自分はそれに驚いた。だって普通はそんなプライベートなこと、書かないでしょう? そこから引き込まれて、一気に最後まで読んでしまった」とコメントしていただきました。著者である私にとって、これ以上ない光栄でした。

十周年祝賀会は参加者の多くが医師でしたが、お二人のご講演は先生方からも大きな反響があり、盛況に終わりました。

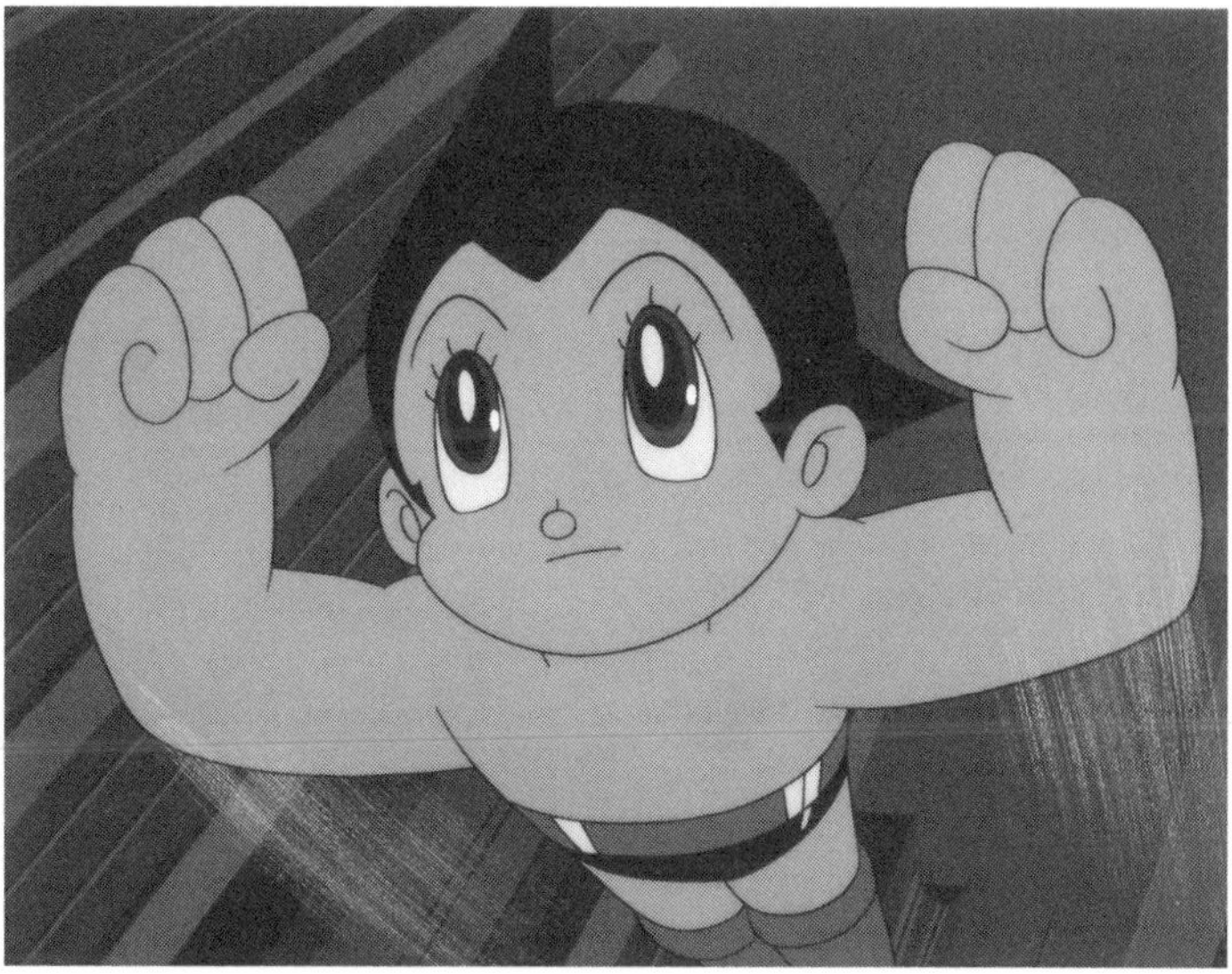

1963 年当時のアニメ「鉄腕アトム」の一場面。
©Tezuka Productions

第2章

白内障手術――とどまることを知らない手術法と眼内レンズの進歩

白内障手術の基本的な流れ

現在行われている、標準的な白内障手術のプロセスは次の通りです。

1. 麻酔

手術は局所麻酔下で行います。現在ではほとんどの白内障手術が、点眼麻酔で行われています。点眼薬ですので麻酔による痛みはいっさいなく、手術に痛みを感じることもほとんどありません。この麻酔は目の表面の感覚を麻痺させ、切開時等の痛みを感じなくさせるためのもので、手術中の意識ははっきりしています。

白内障手術は眼科手術用顕微鏡を使って行います。目のすぐ前には顕微鏡の光源がありますので、針や手術用の器具が近づいて見えるということはありません。眼球は麻酔の影響を受けないことから動かすことができるため、手術中はできるだけ動かさないよう、光の真ん中だけを見つめるようにします。なお、手術中は耳が聞こえる状態で会話もできますので、万が一、手術中に気分がすぐれない場合には眼科医に伝えることもできるので安

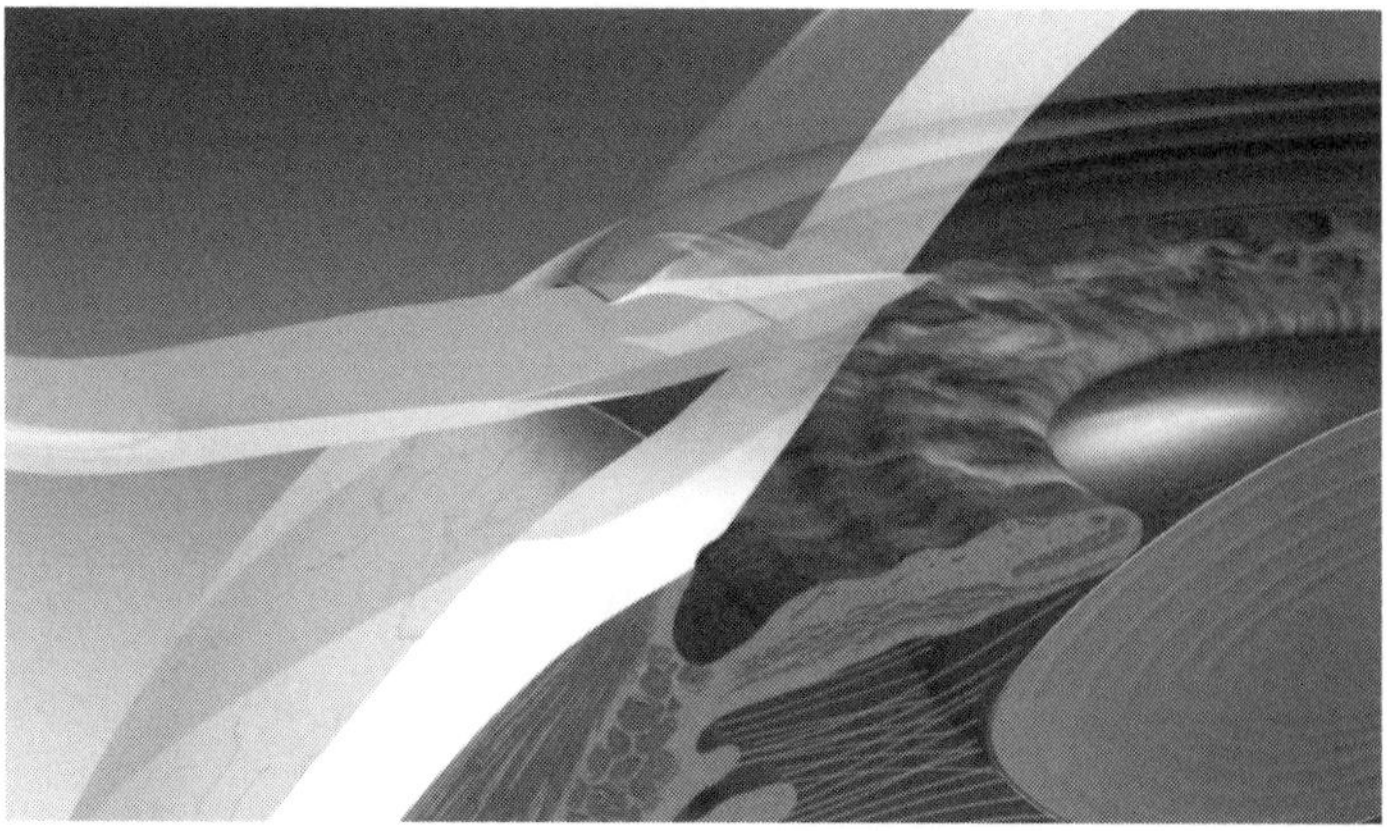

メスを使用した角膜切開

心です。

2. 角膜切開

まず目の一番外側にある角膜を切開します。創口の大きさは、私のクリニックでは２・２～２・４㎜という極小切開で行っています。

3. 通常の手術での水晶体前嚢切開

水晶体の周囲は袋のようなものに覆われています。水晶体の表面を覆っている部分を前嚢《ぜんのう》とよび、後ろ側を後嚢《こうのう》とよびます。まず、前嚢の薄い膜を、細い針の針先を曲げた器具や、鑷子《せっし》というピンセットのような器具を使用して、丁寧に約４～５㎜の半径の円形に切っていきます。この水晶体前嚢切開は眼科医にとって非常に繊細な手技

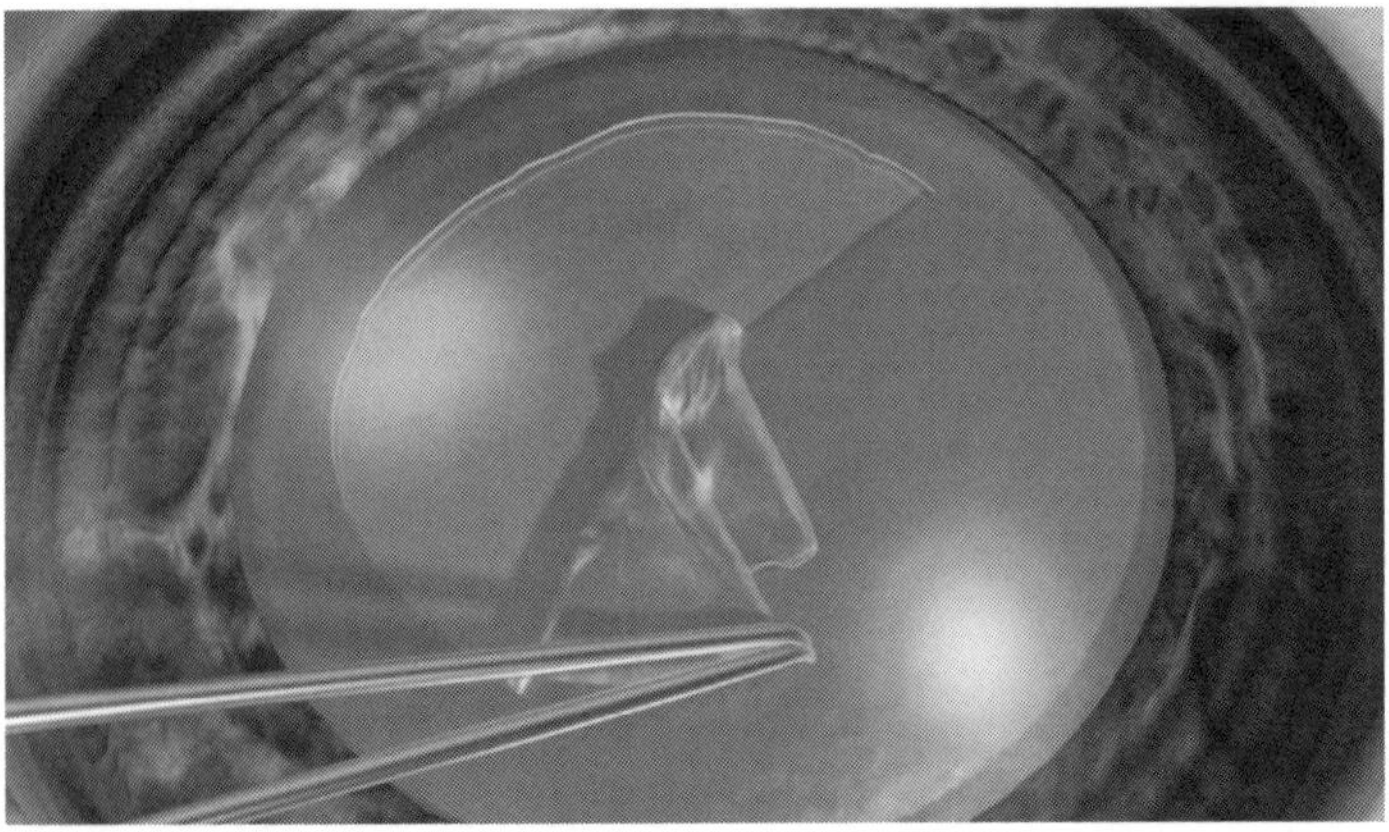

通常の手術による水晶体前嚢切開

で、白内障手術の工程のなかで最も難しい工程と言えます。

この前嚢切開で作った窓から濁った水晶体を取り除き、そのかわりとして、人工の眼内レンズを挿入します。眼内レンズはこの前嚢切開の縁に沿って固定されます。前嚢切開の完成度が白内障手術の成否を分けるといっても過言ではありません。

進行した白内障や、前嚢の下に癒着がある場合、散瞳《さんどう》（瞳孔の開き具合）が不十分な時などには、きれいな円形を作るのが難しくなります。前嚢は後嚢までつながっているため、場合によっては後嚢破損のリスクもあり、前嚢切開が非常に難しくなります。

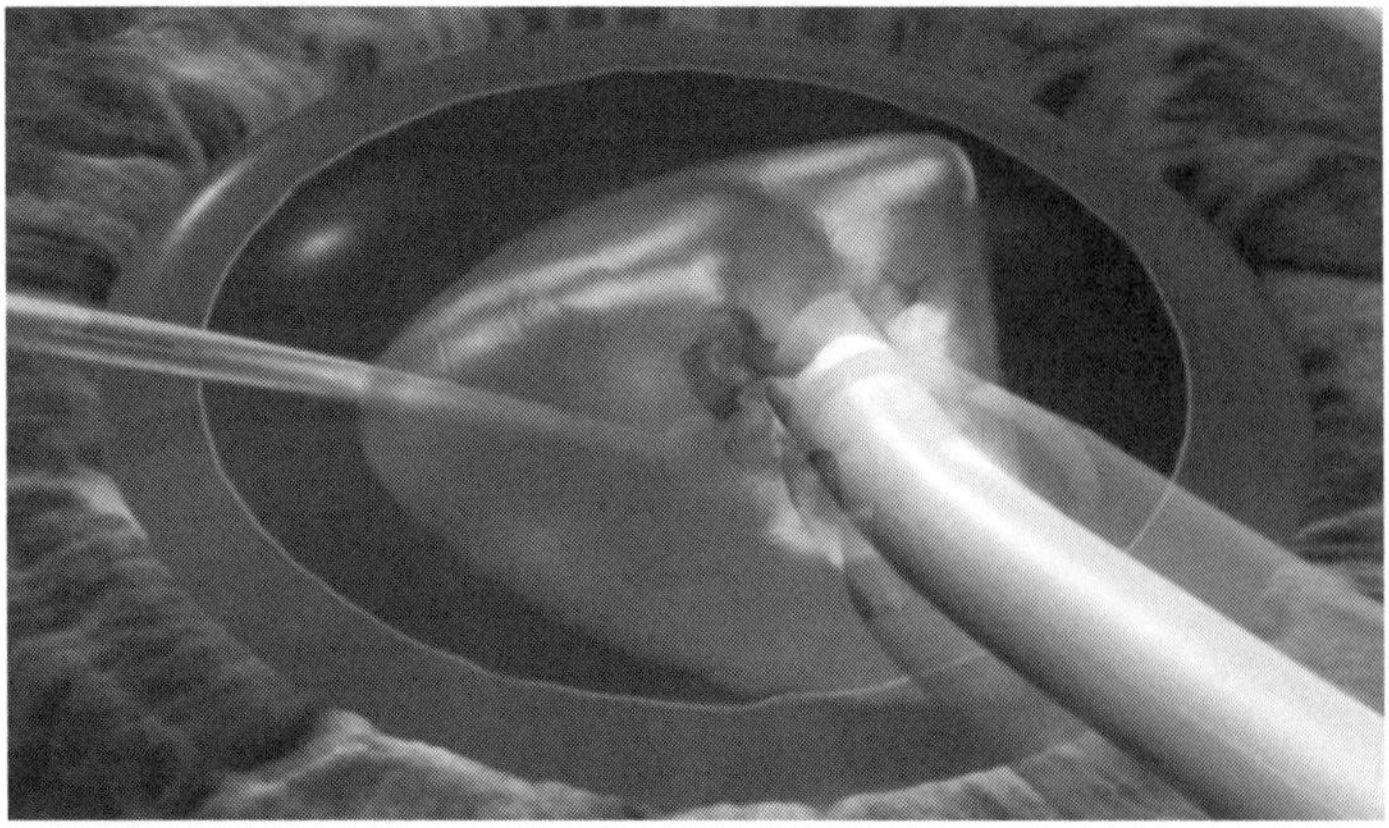

水晶体乳化吸引術

4．水晶体を超音波で乳化・吸引

前嚢を切り取った部分から超音波をかけて、水晶体を細かくします。「乳化」という表現はわかりにくいのですが、液体にするのではなく、小さな粒になるまで細かく砕く、と表現したほうが近いでしょう。

水晶体を超音波で細かい破片に砕くと同時に、その破片を吸引します。乳化と吸引は同じ装置で行います。水晶体の破砕は超音波だけで行うのではなく、チョッパーという小さな金属製の器械で割りながら行います。

そのときに水晶体の前嚢、後嚢は傷つけないようにして残します。

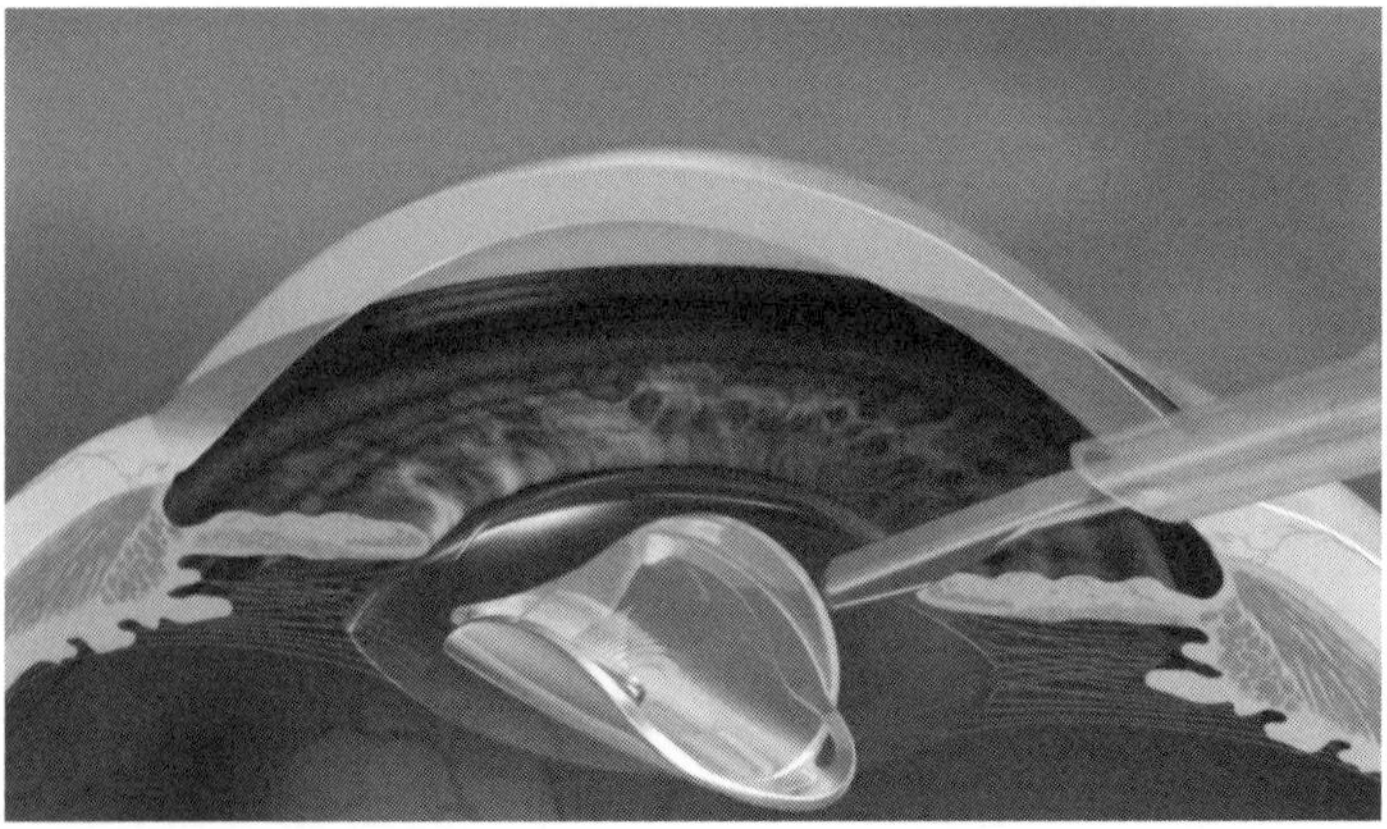

水晶体を吸引後、眼内レンズを挿入

5.眼内レンズの挿入

残した水晶体嚢の中に眼内レンズを入れます。レンズの大きさは直径6㎜ほどで、レンズを固定する脚が2本ついており、全長は13㎜ほどあります。これを、インジェクターと呼ばれる筒の中に小さく丸めて入れ、約2・4㎜の創口から挿入します。水晶体嚢の中に眼内レンズが入ったことを確認します。丸めた眼内レンズは目の中で自然に開きます。

切開してから終了まで、かかる時間は、特に問題がなければ平均10～15分程度です。

どんな白内障手術が「成功した」と言えるのか

私たち手術を行う眼科医は、白内障手術を受けた患者自身が手術によって見え方の質が上がったと感じ、生活がしやすくなること、さらには趣味も仕事もできるようになって人生が明るくなることを目指しています。そのために日夜努力を重ね、手術の技術を磨き、さまざまな知識と情報を得て勉強しています。

それでは、どのような白内障手術が成功したと言えるのでしょうか？

私には患者さん自身が「この眼科を選んでよかった」「この手術方法を選んでよかった」と思えた時に、初めて手術が成功したと言えるのではないかと思えるのです。

しかしそうなるためには、まず患者さん自身が白内障手術を受ける前に多焦点眼内レンズやフェムトセカンドレーザー白内障手術について調べていただきたいのです。

なぜなら白内障手術で使用する多焦点眼内レンズ、革新的な手術方法であるフェムトセカンドレーザー白内障手術を行っている眼科は非常に少ないからです。

白内障手術成功には事前の下調べが必要な理由

白内障手術には保険と保険外の手術があり、内容が全く異なります。

日本の病院、眼科クリニックのほとんどが健康保険による白内障手術しか行っていません。

そのため、それらの眼科クリニックで行っている白内障手術の前の患者さんには、健康保険による白内障手術の説明しか行いません。

つまり下調べをせずに病院や眼科クリニックを受診すると、ほとんどの場合保険の白内障手術しか行っていない眼科施設を受診することになります。

保険の白内障手術しか行っていない施設では、フェムトセカンドレーザー白内障手術や多焦点眼内レンズを使用した手術についての説明をすることはほとんどありません。

したがって患者さんは結果として多焦点眼内レンズやフェムトセカンドレーザー白内障手術の存在を知らないまま、健康保険の白内障手術を受けることになります。

白内障手術の下調べとは

白内障手術は受けてしまった後に後戻りできないので、手術を受ける前に患者さんご自身で白内障手術の選択肢、つまり多焦点眼内レンズにするか単焦点眼内レンズにするか、フェムトセカンドレーザー白内障手術にするか通常のマニュアル手術にするかを選択し、もし多焦点眼内レンズやレーザー白内障手術をご希望ならば、それらを行う施設がどこかを調べなければなりません。つまり白内障手術は、患者さん自身が事前に下調べをしなければいけないのです。

白内障手術は後戻りができない

大事なことは、白内障手術は基本的に後戻りができないことなのです。

白内障手術を一旦受けてしまったのちに、一度入れた眼内レンズを入れ替えることは技ズを摘出しなければいけない場合以外はレンズの交換をすべきではありません。

したがって、患者さんは事前に眼内レンズの種類と結果の違いについて下調べをしておく必要があります。

当院には毎週のように「他の病院で単焦点眼内レンズによる手術をすでに受けた。多焦点眼内レンズに入れ替えられますか？」という問い合わせの電話がかかってきます。このような方々の多くが、事前に多焦点眼内レンズという選択肢を知らずに単焦点眼内レンズによる手術を受けています。

また、白内障手術にはフェムトセカンドレーザー白内障手術という選択肢があります。これは傷口の作成位置、形をコンピューター制御のレーザーで正確に行う技術ですが、これも極めて限られたごく一部の施設でしか行われていません。

多くの白内障手術を受けた患者さんたちは選択肢を知らずに受けている

白内障手術について術後のアンケートで健康保険の白内障手術を受けた方の多くが事前に多焦点眼内レンズの存在を知らなかったと答えた、というデータがあります。

つまり白内障手術を受けた人たちは、多焦点眼内レンズやフェムトセカンドレーザー白内障手術について、その存在を知らずに保険での手術を受けているのです。

白内障手術を受ける前に多焦点眼内レンズやフェムトセカンドレーザー白内障手術などの選択肢を知らないことは、大変残念なことです。

最先端白内障手術を行うための条件

現在の最先端白内障手術では以下のような技術や検査を用いて行います。

① フェムトセカンドレーザー白内障手術
② 多焦点眼内レンズや乱視用眼内レンズ
③ アルゴス、ＩＯＬマスター７００などの光眼軸長測定装置、Ｃａｓｉａなどの前眼部解析装置
④ 乱視用眼内レンズを正確に合わせるための白内障手術補助装置・ベリオン

これら全てを用いた白内障手術が、現在の最先端の白内障手術となります。

患者さんたちは、これらの手術方法、使用するレンズ、器機を使用することのメリットを知っていただきたいと思います。

これらの技術については、大宮七里眼科のウエブサイト内（https://www.nanasatoeye.com/）ですべて詳しく説明しています。当サイトでは、このほかにもこれから白内障手術を受けるすべての方々にさまざまな情報を、正確かつ幅広く提供しています。

ぜひこのサイトを隅から隅まで読んでいただき、最先端白内障手術について情報を知っていただき、選択肢をすべて知った上で白内障手術をどの施設で、どのような方法で受けるのかを選択してください。

白内障手術についてのすべての選択肢を知ってから、納得のいく白内障手術を受けることが、白内障手術成功への道だと確信しています。

失敗しない白内障手術選び

白内障手術に失敗はあるのでしょうか？

Googleなどの検索エンジンで「白内障手術　失敗」と検索すると、たくさんの方がこのワードで検索していることがわかります。そのようなワードで検索する人の多くが、これから白内障手術を受けることを検討している、あるいはどこかの眼科で白内障手術を勧められたために白内障手術の失敗を心配しているのだと思います。

白内障手術は年間１００万件以上が行われており、そのほとんどが視力が大きく改善します。周りで白内障手術を受けた人に話を聞くと、手術の後よく見えるようになったという人が多いのではないでしょうか。

それでも手術が怖い、という人が「白内障手術　失敗」で検索するのだと思います。

それでは手術が怖い、という人はどうすべきなのでしょうか？

その答えは、「なるべく安全で、安定した結果を出せる白内障手術の方法を調べて、それを行っている眼科クリニックを探す」ということだと思います。

本書でお伝えしている通り、フェムトセカンドレーザー白内障手術は１０００分の１ミリ単位で正確な切開を正確な位置に行うことが可能です。また、多焦点眼内レンズを用いて手術を行えば、遠くから、中間、近くまで、安定した裸眼視力が期待できます。

白内障は加齢によってどんな人でもかかる病気です。白内障手術を受ける前に、フェムトセカンドレーザー白内障手術や多焦点眼内レンズについて調べて、これらのメリットを理解した上で、安心して白内障手術を受けてください。

眼内レンズの固定位置とレーザー白内障手術の正確性の関係

眼内レンズの構造について見てみましょう。眼内レンズの形状も進歩しています。最も普及している眼内レンズは直径６㎜前後の丸い凸型レンズに、支えのための脚が通常２本

【眼内レンズの基本構造】

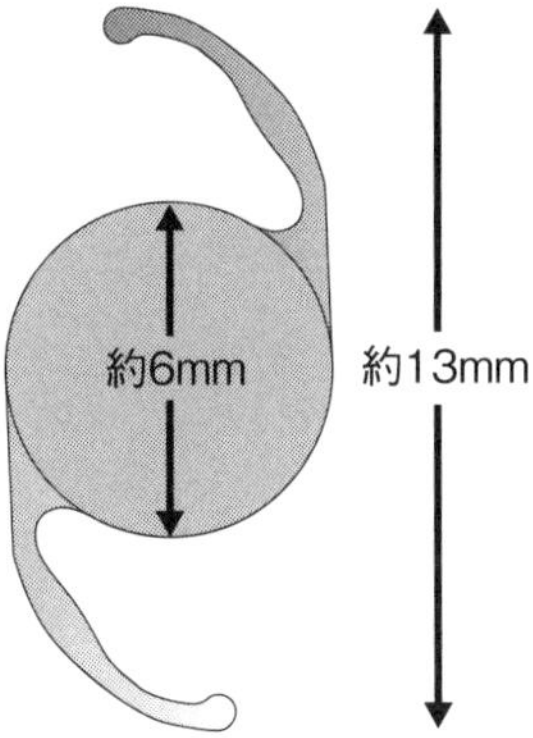

ついた形をしており、全長は約13㎜です。レンズと聞くと、硬いものがイメージされるかもしれません。確かに以前は硬い材質のものでした。しかし、現在最も多く使われているタイプの眼内レンズは折りたたみ式のものが多く、そのためアクリルなどの柔らかな素材が使われています。挿入時にはこれを小さく折りたたんでから目の中に挿入し、目の中で開きます。折りたたみ式の眼内レンズの開発によって、硬い素材だった以前よりも、レンズを小さな傷口から挿入することができるようになりました。最先端の3焦点眼内レンズであるパンオプティクスも、この構造を取っています。

　よく患者さんから、「眼内レンズはどうやって固定しているのか？」「縫い付けてもないのに、そんな柔らかな素材のレンズが後から位置がずれないのか?」と聞かれます。眼内レンズは水晶体嚢という、白内障を取り除いたあとの水晶体だった袋の中に入れます。眼内レンズは縫い付けなくても、その袋の中で安定した位置に固定されるように、材質や形状が設計されていますのでご安心ください。

ただし、縫い付けないからこそ、眼内レンズの位置は微妙な環境の違い、例えば水晶体の表面に作る傷口の位置や形に左右されます。フェムトセカンドレーザー白内障手術では正確に計測、切開することで、眼内レンズの位置を眼科医の目と手による手術よりも正確に固定することができます（詳しくは第3章「レーザーでの精巧な切開によって眼内レンズの固定がより正確に」を参照してください）。

白内障手術は、技術が発展した今も、難易度の高い手術に変わりはない

白内障手術の切開は、顕微鏡を使用するとはいえ0・1㎜単位の精密さが求められます。

また、水晶体を包んでいる嚢は、厚みが数ミクロン（㎛、1ミクロンは1000分の1㎜）

しかない非常に繊細な組織であることから、切開には細心の注意が必要です。使う器具もとても小さく、わずかな手元の狂いも許されません。

ミクロン単位での、緻密な作業が必要とされる手術を、失敗なく年間数百も行うということは、喩えるなら皿の米粒を一粒ずつ、箸でつまんで別の皿に移し替える、という作業を数百粒連続で、一粒も落とさずに行うようなものです。手が震えたり、疲れから集中力が途切れたりすれば米粒を落としてしまう、ということになります。医師も人間ですが、手術でこのようなことが起これば、手術の結果に影響を与える可能性があります。

米粒の喩えは少々突飛かもしれませんが、人が手で行う、という点では手術も同様です。どんなに医師の腕が素晴らしくても、一回一回の手術の精度にはわずかなばらつきが出ます。

さらに、皿の米粒であればあらかじめ目で見て、箸でつまみやすいものを選ぶこともできるでしょうが、患者さんの治療ではそのようなことはできません。手で行う手術では、実際に切開してみないとわからないことがたくさんあります。患者さんが思っているよりもはるかに、一人ひとりの目の状態は違うのです。医師には、そうした一人ひとりの目の状態を見ながら臨機応変に対応することが求められています。

患者さんへの個別の対応を臨機応変に行うには、経験が必要です。私が横浜市立大学医学部眼科学教室にて眼科手術を学び始めた頃、指導医だった先輩の先生から「白内障手術は３００件こなしてやっと中級者」だと言われました。この件数は他の外科手術と比べてけた違いの多さです。

私は眼科医になる前、麻酔科医として研修をしました。麻酔科標榜医《ひょうぼうい》という資格も持っています。「標榜」というのは難しい言葉ですが、簡単に言うと「自分は麻酔科医であるという看板をかかげてよい」という国からのお墨付きです。麻酔科医は心臓外科、脳神経外科、消化器外科、産婦人科、形成外科、小児外科、内分泌外科、整形外科など、ありとあらゆる科の手術の麻酔を行います。

私は麻酔科在籍時にさまざまな手術の麻酔を行い、日々たくさんの外科医の先生方の手術を見てきました。大きな手術になると一日がかりですので、同じ手術を10件やれば中級者、30件も手術をすればベテランの域に達します。しかし白内障手術では３００例こなしても、まだ中級者なのです。全身の大きな手術と、眼科の白内障手術を一概に比較はできませんが、それほど白内障手術はたくさんの経験が必要な手術なのです。

他にも眼科と他の科の手術の違いがあります。眼科の手術では、見え方がどれだけ改善したかは患者さんが一番よくわかります。術後の回復も早いため、患者さんは手術後すぐに結果を評価できます。しかしこのことが、患者さんに誤解を招く原因となっています。つまり、多くの人が白内障手術後にすぐによく見えるようになり、そういう人が周囲に何人かいる、というだけで「白内障手術なんて簡単だし、翌日に見えるのが当たり前」という間違った考え方を持たれることがあるのです。

緻密な手術を、リスクを最小限に抑えながら、正確に行い、結果を出す——白内障の手術は、1回にかかる時間は短いとはいえ、経験を積んでスキルを磨いていかないと、患者さんの期待に応える結果が出せない手術です。白内障手術を行う眼科医たちのたゆまぬ努力により、現在のような白内障手術の成功率の高さが確立されたのです。

白内障手術を時計作りにたとえると……

白内障手術は、短時間かつ日帰りですむため、患者さんにとっては〝手軽に受けられる簡単な手術〟と思われがちですが、実は白内障手術は執刀する医師にとっては〝非常に難しい手術〟です。

複数の外科学会の連合体である外保連（外科系学会社会保険委員会連合）が調査、検証の上、発表している手術の難易度一覧表によると、白内障の手術（水晶体再建術）は5段階中、上から2番目のランクに入っています。この難易度のランクは、外科領域すべての手術を対象にしたものです。外科領域全体で比較しても、白内障の手術は難しいというのが共通認識なのです。

白内障手術を行う眼科医には、小さな目の中を手作業で、メスを使って10分の1㎜単位で切開するため、高度な技術と集中力が求められます。眼球は直径23㎜程度の非常に小さい臓器ですから、少しの操作の違いが手術後の視力の差となり、患者さんの生活のしやすさに大きな影響を及ぼすこともあります。

それでは〝難しい手術である〟ということは、どういうことでしょうか？

手術は物作りではありません。

例えば小さな腕時計を人の手で組み立てる作業をするときには、ミリメートル単位以下の細かい操作が必要となるでしょう。その一つひとつの工程でわずかでも狂いがあれば、結果として時間が狂いやすく、故障しやすくなるでしょう。最悪の場合には時計としてまったく機能しないということもあるでしょう。

白内障手術の難しさもまったく同じです。

つまり白内障手術の難しさは〝たった少しの狂いが大きな合併症を引き起こしたり、手術後の視力を大きく左右する〟ということです。

ただし、白内障手術が時計の組み立てと違うのは、手術は物作りではなく、たった一つしかない、その人の目を扱っているということです。

時計作りならうまくいかなくても次の物を作ればいいのでしょうが、白内障手術ではそうはいかないのです。

もう一つ、白内障手術と時計作りの大きな違いがあります。

それは時計作りはゼロの状態から物を組み立てていく作業ですが、白内障手術ではいわばすべての手術が「すでに使用されている時計の修理である」ということです。

時計作りに使うパーツの一つひとつは、組み立て工場が部品工場にパーツを注文し、部品工場がその設計の通りに部品を作り、その部品を使って組み立て工場で時計に組み立てていきます。

しかし、白内障手術の工程は大きく違います。白内障手術とは、すでにそこには〝白内障〟という故障箇所のある時計を、いわば修理することです。白内障手術は一から部品を組み立てていくのではないのです。

したがって、白内障手術では思わぬ他の故障が見つかることもあります。この故障とは、眼球の中に組織の弱くなっている部分がある、ということです。白内障手術を受ける平均年齢は60～70歳代です。白内障手術とは、70年使い込んだ腕時計の修理なのです。どこにどのような手術の落とし穴が潜んでいるかは、手術が始まってみないとわかりません。例えば水晶体を目の中で固定しているチン小帯という組織があります。その組織は非常に細い糸のような組織で、それだけで水晶体は目の中で固定されています。このチン小帯は加齢にともなって次第に弱くなっていきます。それだけでなく偽落屑症候群《ぎらくせつしょうこうぐん》（第２章「眼内レンズが挿入できないチン小帯の脆弱化と偽落屑症候群」参照）やマルファン症候群などの疾患にともない、極端に弱くなっている場合もあります。しかもそれが、手術前の検査では全く診断できないこともあるのです。そういったケースは非常に難しい手術となり、一度目の手術で眼内レンズを入れられず、特殊な眼内レンズを後日縫い付けることもあります。〝白内障手術は必ずあっという間にすぐ終わるし、簡単に受けることができる〟というのは誰にでもあてはまるわけではありません。白内障といわれている患者さんたちには目を背けたいことかもしれませんが、例外的とはいえ、目の特性によってはこのようなことがありうるのです。

人の手よりも正確なフェムトセカンドレーザー白内障手術

しかし、このように時計作りのような正確性を要求される白内障手術に、近年革新的な方法が開発されました。それがフェムトセカンドレーザー白内障手術です。フェムトセカンドレーザー白内障手術では、レーザーが精密、正確に組織を切開します。この本では、そのさまざまなメリットについて詳しく紹介していきます。

レーザー白内障手術は、従来の眼科医の目と手による手術に比べ、はるかに精密で正確に行うことのできる画期的な白内障手術方法です。レーザー白内障手術には、さまざまなメリットがあります。レーザーは目の中という狭い空間の中で、水晶体の表面である前嚢を１０００分の１㎜（μm）単位で正確に切開することができます。人の手による手術の場合には、水晶体前嚢切開は細くて小さな針やピンセットのような器械で行います。人の目で見ながら、人の手でそれらの器械を非常に細かく動かさねばならない動作の精度には限界があり、さらには狭い空間の中での作業なので、水晶体前嚢切開は白内障手術の中でもとても難しい工程です。

しかし、レーザー白内障手術ではOCT（Optical Coherence Tomography：光干渉断層計）で立体的に構造を画像化し、超短時間パルスのフェムトセカンドレーザーで精度の高い水晶体前嚢切開を行います。水晶体前嚢切開の精度は、そのまま白内障手術後の眼内レンズの固定の精度につながります。そしてその精度は、白内障手術後の見え方にも影響を及ぼします。レーザー白内障手術では、白内障手術後の結果に重要な影響を及ぼす水晶体前嚢切開を、より確実に、人の手による手術よりもぶれなく行うことができるのです。

また、進行してしまった白内障で水晶体がとても硬くなっていたり、水晶体を固定している組織であるチン小帯が弱くなっていたりして、手で行う手術では難易度が高くなるような症例にも、レーザー白内障手術は大きなアドバンテージ（優位性）を持ちます。

レーザー白内障手術なら若年者でも安心して受けることができる

以前は若年者や初期の白内障に対しては白内障手術を勧めることができませんでした。白内障手術は一定の合併症のリスクをともなうだけでなく、老眼の治らない単焦点眼内レンズしかなかったからです。しかし多焦点眼内レンズやレーザー白内障手術が登場した現在では、そういった患者さんにも積極的に白内障手術を勧めることができるようになりました。現在では20歳代、30歳代の若い患者さんに手術を行っても、術後に高い満足度を得られます。以前なら20歳の患者さんに白内障手術を行うと、手術後に老眼鏡を使用しなければならず、生活がたいへん不便でした。しかし現在では多焦点眼内レンズを使用することにより、このような患者さんでも不自由のない見え方に改善させることができるのです。

白内障手術のテクノロジーの進歩の恩恵はそれだけではありません。若年者の白内障の原因の多くはアトピー性皮膚炎による白内障ですが、若年者の白内障手術では水晶体前嚢の下に硬い線維化とそれにともなう癒着を認めることが多々あります。通常の手による手術での前嚢切開では、このような症例での成功率が非常に低いのが問題でした。癒着の部分から前嚢が放射状に裂けてしまい、前嚢切開を完成させることができず、眼内レンズの固定性が悪くなってしまうのです。

しかしフェムトセカンドレーザー白内障手術では、そのような前嚢癒着のある症例に対しても、高い可能性で前嚢切開を行うことができます。通常の手による手術では、前嚢をピンセットや針のような器具で引き裂きながら切開していきます。引き裂く過程で癒着の部分があると、放射状に引き裂かれてしまい、前嚢切開が不完全になってしまうのです。他方、レーザー白内障手術での前嚢切開は引き裂くのではなく、スタンプのように一瞬にして丸い穴を開けます。よって力学的に放射状に引き裂かれにくいのです。前嚢切開を完全に行うことができれば、眼内レンズの固定を正中に行うことができます。また、そのような白内障では水晶体が真っ白に混濁するために、眼科医の目による手術では水晶体前嚢の視認性が不良でしたが、レーザー白内障手術ではＯＣＴで画像化するために正確な前嚢切開を行うことができます。特に多焦点眼内レンズでは眼内レンズを中心に固定することが非常に重要です。多焦点眼内レンズを希望することが多い若年者のアトピー性の白内障手術に対しても、フェムトセカンドレーザー白内障手術によって非常に安定した結果を得ることができるようになったのです。

白内障治療には適切な時期がある

手術と聞けば誰でも怖いので、できれば手術はしたくない、あるいは先延ばしにしたい、という気持ちを優先したいことは理解できます。しかしどんな病気も、適切な時期に治療を受けることが重要です。タイミングを逃すと、逆に手術の合併症のリスクが急激に増加するからです。白内障手術も例外ではありません。白内障手術は比較的安全な手術ですが、白内障が進行すればするほど、合併症のリスクが上がっていきます。白内障手術には適切な時期があり、その時期を逃すと良い結果が得られないことがあるのです。

白内障で見えにくくなっている自覚が多少あっても、日常生活を送ることは可能です。しかし先述のとおり、症状が少ないまま白内障が進行することがあるので、気づいたときにはかなり悪化している場合があります。その場合には手術はかなり難しくなり、合併症のリスクが増加します。そのようにならないために、適切な時期に白内障手術を受けていただきたいと思います。

白内障手術の合併症について

白内障の手術方法や器機は飛躍的な進歩を遂げています。現在スタンダードな方法として行われている超音波乳化吸引術や、本書で詳しく説明しているフェムトセカンドレーザー白内障手術など、その進歩はとどまるところを知りません。

世界中の白内障手術眼科医たちがこうした手術の技術を研究して進歩させる目的は、手術の結果を改善し、合併症を減らすためです。こうした一つ一つの技術進歩の積み重ねの結果、現在では白内障手術は患者さんにとって、より合併症のリスクが少ない手術になりました。

しかし手術が進歩した今でも、白内障手術による合併症の可能性はどんな名医が誰に手術を行う場合にもゼロではありません（それは全ての手術に共通して言えます）。逆に言うと眼科医は合併症をゼロにはできないからこそ、自身の技術をさらに高める必要があり、どんな手術でも油断をせずに行う必要があるのです。

術後に合併症が起きた場合には、適切な処置や再手術が必要になることがあります。それでも程度によっては視力の回復が遅れたり、最終的に良好な視力が出にくくなる場合がありります。極めて稀なことですが、重症な場合には致命的に視力が悪化してしまうこともあります。

白内障手術の主な合併症は次の通りです。

・角膜内皮細胞の減少

角膜は眼球の前面にある透明な組織です。角膜は約０・５㎜の厚みがあり、水晶体と同様に、光を屈折させるレンズの役割を持っています。この角膜は外側から、角膜上皮、ボーマン膜、角膜実質、デスメ膜、角膜内皮という５つの層から成り立っています。

角膜内皮は角膜の一番内側にあり、前房という目の前半分を占める部屋に面しています。角膜内皮細胞は六角形の細胞で、シート状にしきつめたようにすき間なく並んでおり、水の排出機能を持っていて角膜内の水分量を調節しています。

角膜はもともと水分がたまりやすい組織です。角膜内皮細胞はたとえるなら水をくみ出すポンプのように、角膜の余分な水分を、目の内側へ送り出す役割を果たしています。前房という角膜の内側では、房水と呼ばれる水分が、一定の順路で循環した後、目の外の血管へと流れ出ていきます。内皮細胞が角膜から吸い上げた水分は、この房水に送られるのです。

角膜内皮細胞の数は密度で表現します。日本角膜学会の分類では、密度の換算で１㎟当たり２０００個以上が正常とされています。

ここが非常に大切なポイントなのですが、角膜内皮細胞はなんと人が生まれてから死ぬまでまったく再生しません。再生能力がないのです。したがって角膜内皮細胞数は生まれたときが最も数が多く、加齢にともなって必ず徐々に減っていきます。角膜内皮細胞が増えることはないのです。

角膜内皮細胞の数が少なくなると、角膜から水をくみ出すポンプ機能が低下し、角膜がむく

角膜の構造

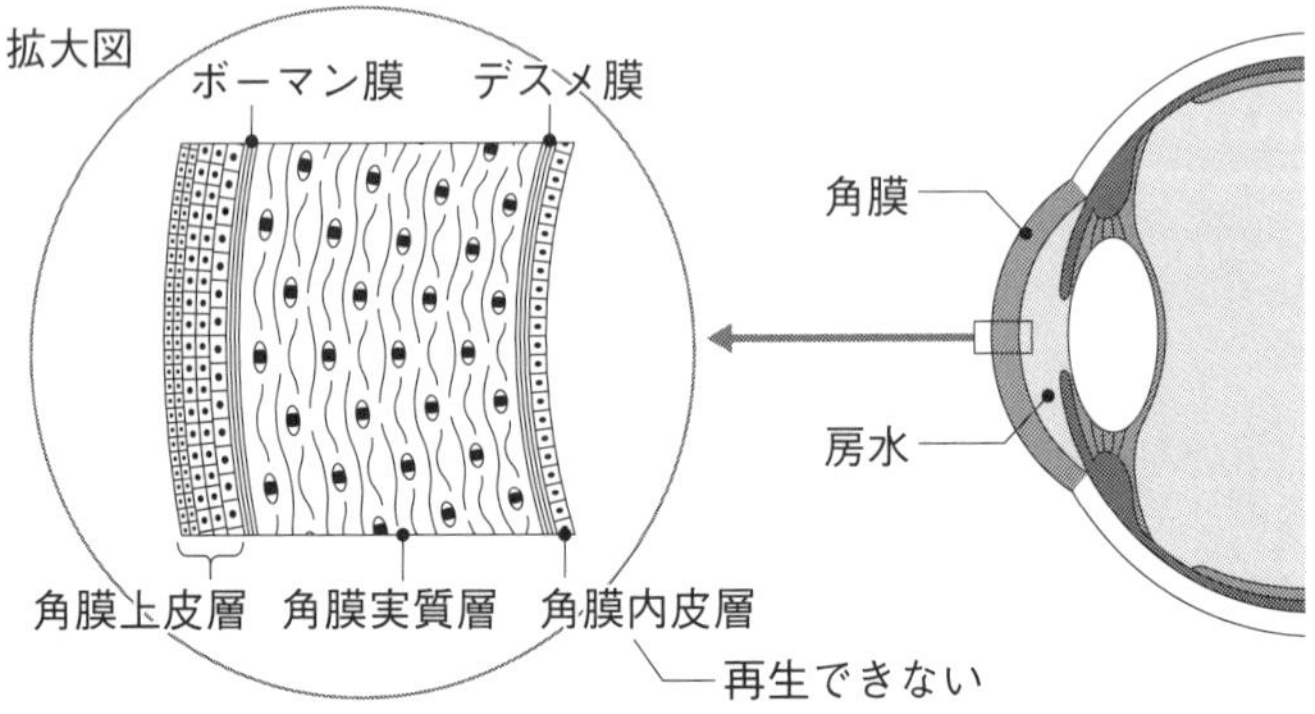

白内障手術において、とくに重要である角膜内皮層は角膜の最も内側にあり、一層しかなく、再生できない。

みやすくなります。そうなると、余分な水分のために透明性が失われ、混濁します。この状態を水疱性角膜症といいます。一般的に、内皮細胞の密度が１㎟当たり５００個以下になると、水疱性角膜症のリスクが高まるとされています。

水疱性角膜症は非常に難治性の疾患です。いちどむくんでしまった角膜を点眼薬など保存的治療で治すことは難しいため、根治的に治療するには角膜移植が必要となります。角膜内皮細胞は加齢によって少しずつ減少しますが、それ以外にも減少する要因があります。外傷などのアクシデントでも大幅に減少するほか、コンタクトレンズの長時間装用による酸素不足でも、減りやすくなります。しかし、ここで強調したいのは、白内障手術でも角膜内皮細胞が減少する可能性があるということです。

白内障手術では角膜内皮細胞が大なり小なり減少します。しかし、術前に十分に角膜内皮細胞数が保たれている症例に通常の白内障手術を行っても、水疱性角膜症《すいほうせいかくまくしょう》にはなりません。しかし極めてまれですが、手術後に水疱性角膜症となることがあります。その多くが、もともと内皮細胞が極端に少ない人が手術を受けた場合です。

水疱性角膜症にまでは至らなくても、白内障手術による内皮細胞の減少を最小限に抑えるためには、白内障が進行してしまう前に手術をすることです。白内障が進行すると水晶体が硬くなってしまいます。手術では硬くなった水晶体を吸引できるように細かく砕きますが、硬い水晶体を砕くにはたくさんの超音波エネルギーが必要となります。白内障手術では、超音波で砕いた破片や超音波エネルギーが、内皮細胞を傷めてしまうと考えられています。

また、角膜内皮細胞の数は、コンタクトレンズが装着可能かどうかを判断する目安の一つとなっています。内皮細胞が少なくなってしまった人は、コンタクトレンズ装用を中止しなければいけません。内皮細胞がコンタクトレンズ装着による酸素不足によって減ってしまうからです。水疱性角膜症にまで至るケースはほとんどないものの、ハード、ソフト問わず、コンタクトレンズ長期装用者の中には、内皮細胞が減っている人がいます。特にコンタクトレンズを1日の中で長時間使用したり、コンタクトレンズを装着したまま寝ることを繰り返したり、長期間使用している人にその傾向が見られます。

コンタクトレンズが登場してから数十年が経過した今では、コンタクトレンズ装用歴30年以上という人が珍しくありません。そしてそのような人が白内障手術を受ける時代になってきました。コンタクトレンズの長期使用により、内皮細胞がすでに減っている人が、高齢になって白内障の手術を受けると、さらに減ってしまいます。そうしたケースでは、水疱性角膜症になるリスクが、コンタクトレンズを使っていない人よりも格段に増えてしまうことになります。コンタクトレンズを長期間装着してきた人が白内障と診断されたら、角膜内皮細胞の減少を抑えるために、早期に白内障手術を受けることをおすすめします。

そしてフェムトセカンドレーザー白内障手術では、通常の眼科医の手による手術に比べ、手術中に使用する超音波量を減らすことができます。したがって、レーザー白内障手術では、通常の手術に比べて角膜への負担が減ります[*]。これがレーザー白内障手術の大きなメリットのひとつです（詳しくは第3章「レーザー白内障手術は角膜内皮細胞へのダメージが少ない」参照）。

＊参考文献　Ágnes I. Takács et. al. Central Corneal Volume and Endothelial Cell Count Following Femtosecond Laser-assisted Refractive Cataract Surgery Compared to Conventional Phacoemulsification. Journal of Refractive Surgery Vol. 28, No. 6, 2012.

・細菌性眼内炎

白内障の手術で起こりうる合併症の中でも、最も重篤になる危険性の高いものが細菌性眼内炎です。細菌性眼内炎は細菌が目の中に入ることによる感染症で、視力の急激な低下や充血、痛みなどが生じ、進行すると失明に至ることもあります。かつて白内障手術が日帰りではなく入院が必要だったのは、術後の感染を早期に発見する目的でした。

細菌性眼内炎を防ぐ最も効果的な方法は細菌を殺す抗生物質の点眼薬です。多くの病院では手術前と手術後に、抗生物質の点眼薬を処方します。

しかしそれでも細菌性眼内炎はゼロにはなりません。もちろん手術の後にすぐお風呂やシャワーを浴びること、目を擦ることは厳禁ですが、それらの予防を行っていても、細菌性眼内炎が起きる可能性はあります。どのような経路で細菌が入り、どのような機序で感染するのか、すべては明らかになっていません。したがって、細菌性眼内炎の完全な予防法は確立されていません。

また、手術において創口を小さくすることが、感染リスクを下げると考えられています。15〜16年前は、白内障の手術の際、角膜の創は5〜6㎜程度が標準的でした。しかし現在は折りたたみ式の眼内レンズの登場により、傷口の大きさは約半分ですむようになりました。私の手術では2・3㎜ほどの極小切開で行っています。

・乱視の増加や減少

正確には乱視は合併症ではありませんが、白内障手術で増加する可能性があります。乱視の主な原因は角膜の形状の歪みです。角膜は正常であれば表面が全方向に均一なカーブを描きます。しかし、そのカーブが不均一な場合には光の屈折異常が生じ、一点に像を結ぶことができなくなります。これが乱視の状態です。角膜は人間の組織ですので全く歪みがなく、乱視が全くゼロという人はおらず、全ての人に大なり小なりの乱視があります。

乱視の少ない目では、角膜を通して目の中に入ってきた光は、網膜のまんなかの一点に焦点を結びます。しかし乱視があると、目の中に入ってきた光が一点で焦点を結ばなくなり、ぼやけて見えたり、二重三重にだぶって見えたりします。

白内障の手術では、角膜を切開することでカーブが変わり、乱視が増加、あるいは減少することがあります。創口が大きいほど乱視の変化量は多くなります。しかし、現在は小さな切開で白内障手術を行うため、以前ほど手術による乱視が大きな問題とはならなくなりました。さらには乱視用の眼内レンズもあるので、手術前に強い乱視があっても、それを大幅に減らすことができるようになりました。詳しくは第4章「パンオプティクスで乱視も治療が可能」を参照してください。

眼内レンズの位置を左右する「前嚢切開」

レーザー白内障手術を使わず、眼科医の手によって白内障手術を行う場合に、最も難しい工程は、前嚢切開です。水晶体を包んでいる膜である嚢の前側、すなわち前嚢を丸く切りぬき、そこから水晶体を吸い出したのち、眼内レンズを入れます。いわば、レンズの入れ替えをするための「窓」であり、ここがきれいに丸く切れるかどうかが、手術の精度を左右するといっても過言ではありません。前嚢の厚みはたった数ミクロン（㎛）程度しかありません。したがって前嚢切開は非常に繊細な工程であり、切り口が適切な半径できれいな円形になるように、狭い眼内で針やピンセットのような器具を操作するのは容易なことではありません。これを眼科医の手で行う手術では、器具を入れるために角膜を切開した状態で行うので、目の中の圧も不安定な環境で行わなければなりません。これも前嚢切開が難しいことの理由の一つです（なお、フェムトセカンドレーザー白内障手術の場合には角膜に傷を作る前に前嚢切開を行うので、目の中の圧が安定した状態で前嚢切開を行うことができます。第3章「レーザー白内障手術では工程の順番も違う」参照）。

手で行う手術の場合、前嚢切開は、１㎜よりも小さい単位での手先の動きでも結果が変わってしまうほどの、かなりの繊細さが求められるプロセスです。もしここで不具合が生じると、眼内レンズを適切な位置に固定できないリスクが高まってしまいます。

白内障の手術では、まず一番外側の角膜を切ります。角膜を切った瞬間に眼球内部の圧が逃げ、空気の入ったボールに穴をあけた状態と同じで、圧がゼロになります。

そのままでは前嚢切開はできないので、目の圧を上げて前嚢の張力を安定させるために、粘性がある液状の物質（粘弾性物質）を注入するなど、できるだけ安定性を上げる処置を取りながら切開します。しかしそれでもたった数ミクロンの厚さしかない膜を、目の中という狭い空間の中で、きれいに丸く切るのがいかに難しいか、想像いただけるのではないかと思います。眼科医はその状態で前嚢を切開しなければならないのです。

白内障であること以外で目の状態が良好であれば、過度な心配は不要です。しかし、それでも前嚢切開をいつも正確に行うには、眼科医の高い技術力と高い集中力を要します。

眼内レンズが挿入できないチン小帯の脆弱化と偽落屑症候群

前嚢切開が難しいケースとして比較的多いのは、水晶体を支えているチン小帯という組織が切れてしまっている状態です。チン小帯は水晶体から放射状に出ている細い糸状の組織で、緩んだり緊張したりすることで水晶体の厚みを変えていると言われています（ただし、焦点の調節の仕組みについては諸説あります）。水晶体は、このチン小帯によって目の中で支えられています。

チン小帯は蜘蛛の糸のようにとても細く、非常にもろい、切れやすい組織です。ただでさえ細くてもろい糸なのに、加齢によってさらに弱くなっていきます。

とはいえ、通常のチン小帯は、白内障手術で切れることはありません。しかし、ごくまれに病気や外傷、加齢によってチン小帯が弱くなったり、広範囲にわたって切れていることがあります。その場合には、水晶体は支えを失い、ぐらぐらと不安定になります。

これを「水晶体動揺《すいしょうたいどうよう》」といいます。

水晶体動揺があると、前嚢も安定性が悪くなります。そのため、手術の際、正確な前嚢切開が非常に難しくなります。不安定な状態の前嚢を、ミクロン単位で正確に丸く切るのは、眼科手術の手技の中でも、たいへん高度な技術が要求されます。熟練した医師にとっても完成させるのが難しい状態です。

やっかいなことに、このチン小帯が弱くなっていることが術前の診察でわからない場合があります。

チン小帯が弱くなる代表的な病気が偽落屑症候群《ぎらくせつしょうこうぐん》です。

偽落屑症候群とは、水晶体の上や虹彩の辺縁に白い細かな屑《くず》のような物質が沈着する疾患です。この屑様の物質の正体はよくわかっておらず、原因やメカニズムもはっきりしていません。ただ、これにより、目の中を循環している房水の流れが妨げられるために、眼圧が上がりやすくなることがわかっています。その結果、偽落屑症候群では高い確率で緑内障となります。これを落屑緑内障《らくせつりょくないしょう》といいます。偽落屑症候群は高齢者に多く認められ、70歳以上では特に高い確率で、緑内障を合併するともいわれています。

偽落屑症候群は、他にも白内障手術に重大な影響を及ぼすことがあります。偽落屑症候群ではチン小帯が弱くなるのに加えて瞳も開きにくくなるのです。瞳が開きにくいということは、術野が狭くなる＝狭い窓から器具を入れて切開しなければならないことを意味します。正常であっても細密な作業が求められる目の手術で、術野が狭くなるというのはたいへんなハンデです。

瞳が開きにくいために前嚢切開がしにくくなるのは、偽落屑症候群によるものだけではありません。比較的多いのは糖尿病で、末梢神経が障害されるために瞳が開きにくくなります。また、ブドウ膜炎などの、目の炎症でも開きにくくなります。

病気とは関係なく瞳が開きにくい体質の人、若い頃は問題なくても高齢になって開きにくくなることもあります。いずれにしても、瞳が開きにくい場合の白内障の手術は、そうでない場合よりも数段、難易度が上がります。

進行した白内障で、水晶体の濁りが強く真っ白になってしまっているような場合も、前嚢切開は難しくなります。白さのために、前嚢の膜が見えなくなってしまうからです。それは雪の上に落ちた白い紙を探すようなもので、なかば手さぐりで、勘を頼りに作業を進めざるを得ないこともあります。

水晶体がもともと包まれていた嚢は袋状になっており、前嚢とは、袋の前側という意味なのです。奥は後嚢と呼ばれ、前嚢よりもさらに薄い膜になっています。

眼内レンズを挿入する際、通常はこの袋の中に入れます。しかし、チン小帯が断裂していて水晶体の袋が不安定になっていたり、袋の一部が破れてしまった場合には、袋の中に眼内レンズを挿入することが難しい場合もあります。

たとえ腕の良い医師でも、確実に合併症を防ぐ方法はないのです。白内障手術は毎年たくさん行われていますが、そのなかではこのような合併症が起こりうるのです。

COLUMN

小林よしのりさんの漫画『目の玉日記』①

漫画で白内障の症状を見事に表現

私の親しい友人に『おぼっちゃまくん』（小学館）で知られる漫画家の小林よしのりさんがいます。

小林さんは神奈川県小田原市の佐伯眼科クリニックで白内障手術を受けました。そのときの経験を『目の玉日記』（小学館）という漫画にしています。そのとき私は佐伯眼科クリニックに勤務していました。重症の白内障だった小林さんが白内障でどんな見え方だったか、そして佐伯宏三先生の白内障手術でいかに劇的に視力が改善したかを『目の玉日記』で読むことができます。幸運にも目の玉日記には私も登場させていただきましたので、ぜひ探してみてください（次ページのコマ1を参照）。

目の中にカメラを入れることはできないので、白内障になると具体的にどのような見え方になるのか、写真に撮ることはできません。しかし漫画家である小林さんは白内障によって

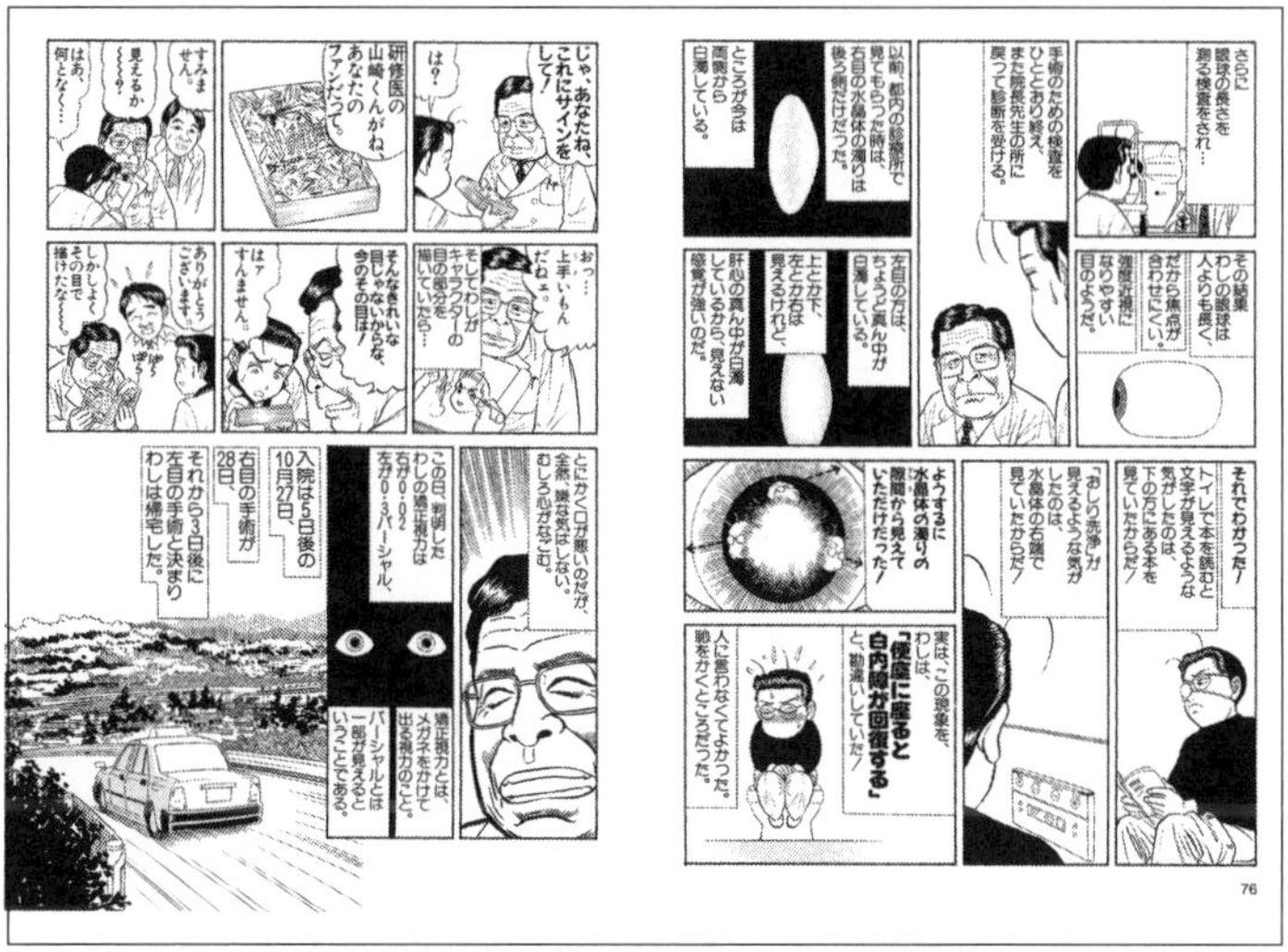

コマ1　佐伯眼科クリニックに小林さんが初めて来た時の様子
著者が「研修医の山崎くん」として実名で登場。

自分がどのような見え方になったのかを漫画で見事に描いています。白内障によってどのようにまぶしくなり、どのように見えにくいのか、目の玉日記では克明に表現されています。私のような眼科医でさえ、文字だけではこのような説明はできません。

小林さんは白内障が進行したときには、室内から屋外に出てタクシーを拾おうと思った瞬間、まぶしさのあまりなにも見えなくなったそうです（コマ2を参照）。そしてついに肝心の漫画の原稿ですら描けなく

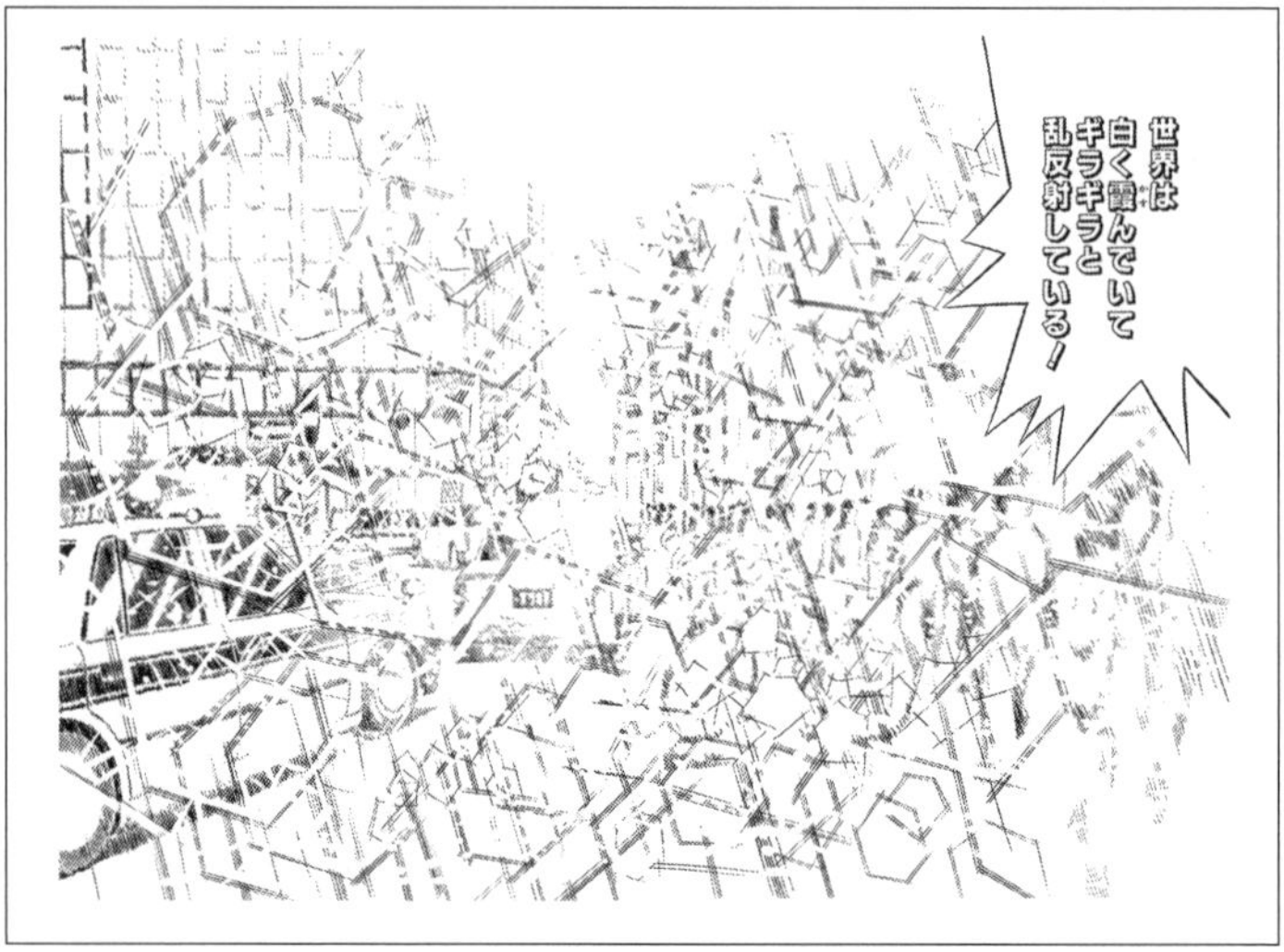

コマ２　白内障だった小林さんがタクシーに乗ろうと建物を出た瞬間の見え方

なってしまいました。

しかし佐伯眼科クリニックでの白内障手術で、小林さんの視力は一夜にして劇的に改善し、花瓶に生けてある花の花びらの色の繊細さが識別できるようになり、感動したそうです（次ページのコマ３を参照）。そしてすぐにまた漫画の執筆をすることができるようになりました。白内障手術の実体験を克明に描いている『目の玉日記』は眼科医の間でも広く読まれています。

読んで楽しめる漫画としても、たいへん面白い作品です。まだ読んでいない方には、ぜひ一読されること

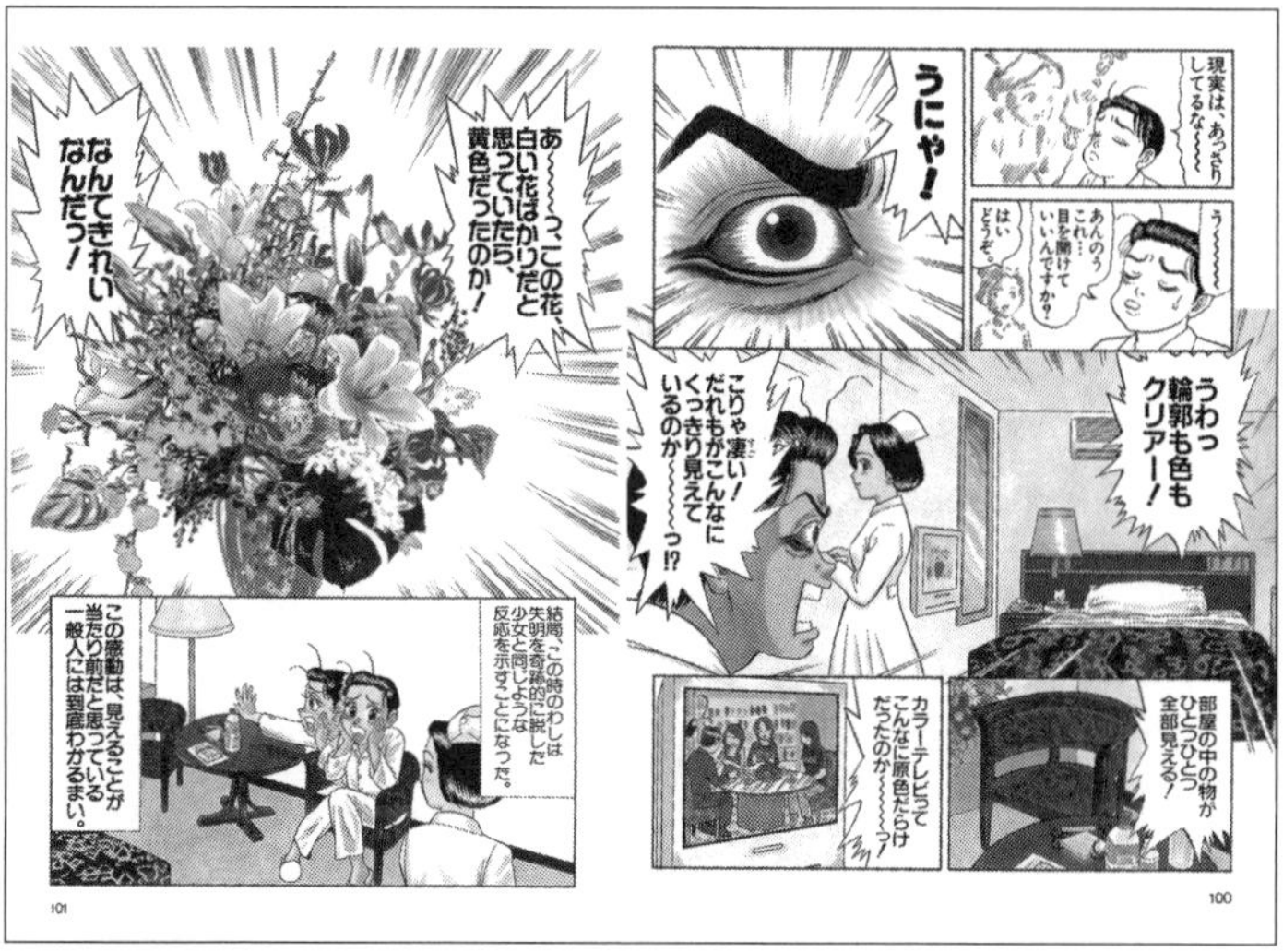

コマ３　佐伯眼科クリニックで白内障手術を受けた翌日の見え方

をお勧めします。

私のクリニックの待合室にはかならず数冊置いてありますので、患者さんたちには待ち時間に読んでいただいています。

第3章

フェムトセカンドレーザー白内障手術

――1000分の1㎜単位の切開精度

メスを使わないレーザー白内障手術の登場

従来の白内障手術では、角膜などの組織を切開する際に金属製のメスを使用していました。しかし、フェムトセカンドレーザー白内障手術では、メスの代わりに光の一種であるレーザーで組織を切るため、基本的にメスを使いません。

金属であるメスと、光であるフェムトセカンドレーザーでは、組織を切るメカニズムがまったく違います。メスを使った手術では刃が直接組織に触れることで切りますが、レーザーは直接組織に触れずに切ることができる、ということです。直接組織に触れずに組織を切開するフェムトセカンドレーザー白内障手術の登場は、長い白内障手術の歴史の中でも、最も画期的な革新の一つです。

フェムトセカンドレーザーの「フェムト」とは1000兆分の1をあらわす単位です。一方、「セカンド」は秒のことです。つまりフェムトセカンドレーザーとは、1000兆分の1秒という想像できないほどの短時間で照射する、最先端テクノロジーを使ったレーザーです。

レーザーは短時間の単位で照射すればするほど、高い精度での制御が可能となります。小さいもの、薄いもの、細かいものの精密な切開や加工が正確にできるのです。

また、メスで内部の組織を切るためには、その外側の部分を切らなければ内側の部分まで到達できませんが、フェムトセカンドレーザーでは外側の部分を切らずに内側だけを切ることが可能です。喩えるなら風船の中にもう一つ風船が入っているような場合、中の風船を割るためには、その前に外の風船を割らなければなりませんが、レーザーなら外の風船を割らずに中の風船を割ることも可能です。組織に触れることで切るメスによる手術では角膜切開を先にしなければ水晶体の前嚢を切ることはできませんが、レーザー白内障手術では、目の外側の組織である角膜を切る前に、その内側にある水晶体の前嚢の切開を行います。そのため、目の圧を一定に保ったままの状態で水晶体の前嚢を切開できるので、より正確な切開をすることが可能なのです。人の手による、メスを使用した手術では、このような順番で手術をすることは不可能です。

合併症のリスクとレーザー白内障手術

たくさんの手術のスキルを積んだ、熟練した医師のもとには、一般の眼科では手術を断られるような難しいケースの患者さんが集まります。眼科医にとって「手術の難易度が高い症例」とは、すなわち「合併症のリスクが高い症例」ということです。どんな症例であっても１００％合併症なく手術を行うことは、どんな名医であっても不可能です。

それ故に、長い眼科手術の歴史のなかで、世界中の眼科医たちは研究を重ね、その技術力を高め、装置や器具もより良いものにバージョンアップされてきました。すべては患者さんに負担の少ない、そして合併症のリスクを抑えた手術を行うための取り組みです。

その結果、今では白内障の手術は格段に進歩をしましたが、それぞれの目にはさまざまな特徴があり、合併症のリスクはゼロではありません。現在の眼科医という人の手による手術法では執刀医の経験と、それによって得た勘に頼る部分で精度が左右されます。どんな名医が執刀しても、医師も人間ですから、手術時の目の構造の距離や深さの判断を目測で判断している以上、精度には限界があります。さらには人の手先の動きも同様に細かいコントロールには限界があります。

いつ受けても、誰が受けても、正確で精度の高い手術を行うには、人の手による術式ではある程度のところで限界があるのです。

視覚が、聴覚や触覚などのあらゆる人間の感覚のなかで最も重要な位置を占めることはいうまでもありません。毎日の生活を送る上で重要な視覚を担う目の手術は、そのごくわずかな狂いがその後の日常生活に大きな影響を及ぼしかねません。しかし白内障手術の歴史が始まって以来、現在まで行われている人の手で行う白内障手術では、このような見解から見れば限界が見えているのです。

リスクを少しでも減らしたいなら、「上手な医師に手術をしてもらいたい」とか「より安全な方法で手術してもらいたい」と思うのは自然なことです。

しかし上手な、といっても、手で手術する以上、完璧である保証は望めません。となると、方法論として、より良いものを求めていくしかありません。つまり「手で手術する方法」より精度の高いものはないか、ということになります。

こうした人の手による手術に代わる白内障手術方法として開発されたのが「フェムトセカンドレーザー白内障手術」、通称「レーザー白内障手術」です。いままですべて人の目で見て人の手で行っていた白内障手術の工程のうち、角膜切開や水晶体前嚢切開、水晶体核分割という重要な部分を、フェムトセカンドレーザー白内障手術器機によってレーザーで行う、高いテクノロジーを駆使した新しい手術法です。フェムトセカンドレーザー白内障手術では、ＯＣＴという3次元画像解析装置を用いることで、レーザー照射を１０００分の１㎜単位という人の手では成しえない精度にて行うことができます。

レーザー白内障手術でも日帰りでの手術が可能

レーザー白内障手術は通常の白内障手術と同様に、日帰りで行うことができます。

ただし日帰り白内障手術が主流になった現在でも、日帰り白内障手術の適応にならない例があります。例えば明らかな水晶体動揺があって白内障手術中の目の合併症のリスクが非常に高い症例、心臓や脳などに重篤な疾患があり、全身状態が不良な症例、認知症が進行している例、高齢者などでは、現在でも入院して白内障手術をすることがあります。

最先端白内障手術は手術前検査も最先端検査器機なしにはできない

白内障手術の進歩は、フェムトセカンドレーザー白内障手術の登場や、多焦点眼内レンズなどの眼内レンズの進歩のみならず、最先端の検査器機の開発によっても推し進められています。別の言い方をすると、最先端の白内障手術を行うには、以前から用いられている検査方法、検査器機では不十分であり、以下のような最先端の検査器機が不可欠です。

１．多焦点眼内レンズの度数決定に必要な光学式生体計測装置

光学式生体計測装置とは、高い精度で正確に目の長さを計測し、眼内レンズの度数を計算する器機です。光学式生体計測装置が開発される以前は、超音波眼軸長測定装置を使用して、目の長さを測定していました。この超音波眼軸長測定装置の目の長さの測定精度はそれほど高くなく、ときには眼内レンズの度数が目標と大きく異なることがありました。

しかし、近年開発された光学式生体計測装置はＯＣＴの技術を利用して１００分の１㎜単位でより正確に目の長さを測定することができます。特に現在最も先進的な眼内レンズ

である多焦点眼内レンズは、通常の単焦点眼内レンズに比べてさらに正確に度数決定をする必要があるため、多焦点眼内レンズを使う白内障手術を行うには光学式生体計測装置は必須の検査器機です。最新のＯＣＴ技術であるスウェプトソースＯＣＴのテクノロジーを融合させたＩＯＬマスター・モデル７００はそれまでの光学式生体計測装置では使用できない最先端の眼内レンズ計算式も採用されており、今までの器機よりもさらに正確な眼内レンズ度数計算が期待できます。

2. 角膜の状態を細部まで計測できる前眼部３次元ＯＣＴ（光干渉断層計）

前眼部３次元ＯＣＴは、角膜の前面だけでなく後面も含めた全体の形状を精密に解析することで、通常のオートレフラクトメーターによる屈折検査よりもはるかに高い精度で乱視などの度数を計測できます。角膜の厚さを角膜すべての部位で測定することで、レーシックでは禁忌となる円錐角膜などの角膜疾患の鑑別もできます。角膜のみならず、虹彩までの距離、虹彩と角膜の角度など、前眼部全体の状態を調べることができるとても優れた検査です。

特に多焦点眼内レンズによる白内障手術の場合、術前検査として非常に有用な情報を得られます。白内障手術の術前検査としてだけでなく、レーシックの術前検査としても重要です。

レーザー白内障手術の準備
――手術室入室からＯＣＴスキャンによる画像解析

１．レーザー手術はクリーンルームの手術室で行う

レーザー白内障手術は感染症の危険の少ないクリーンルームの手術室で行います。超音波水晶体乳化吸引術を行う手術と同じ大型手術室にレーザー白内障手術器機を設置していますので、患者さんはレーザー白内障手術と超音波水晶体乳化吸引術の間に歩く必要はありません。

患者さんには背もたれの倒れる眼科手術用の椅子に座っていただいて、電動の背もたれを倒して手術を行います。背もたれは１８０度フラットにするわけではなく、わずかに腰の曲がった、楽な状態で行います。したがって背中の曲がっている方や重度の腰痛をお持

著者がレーザー白内障手術を行っている様子

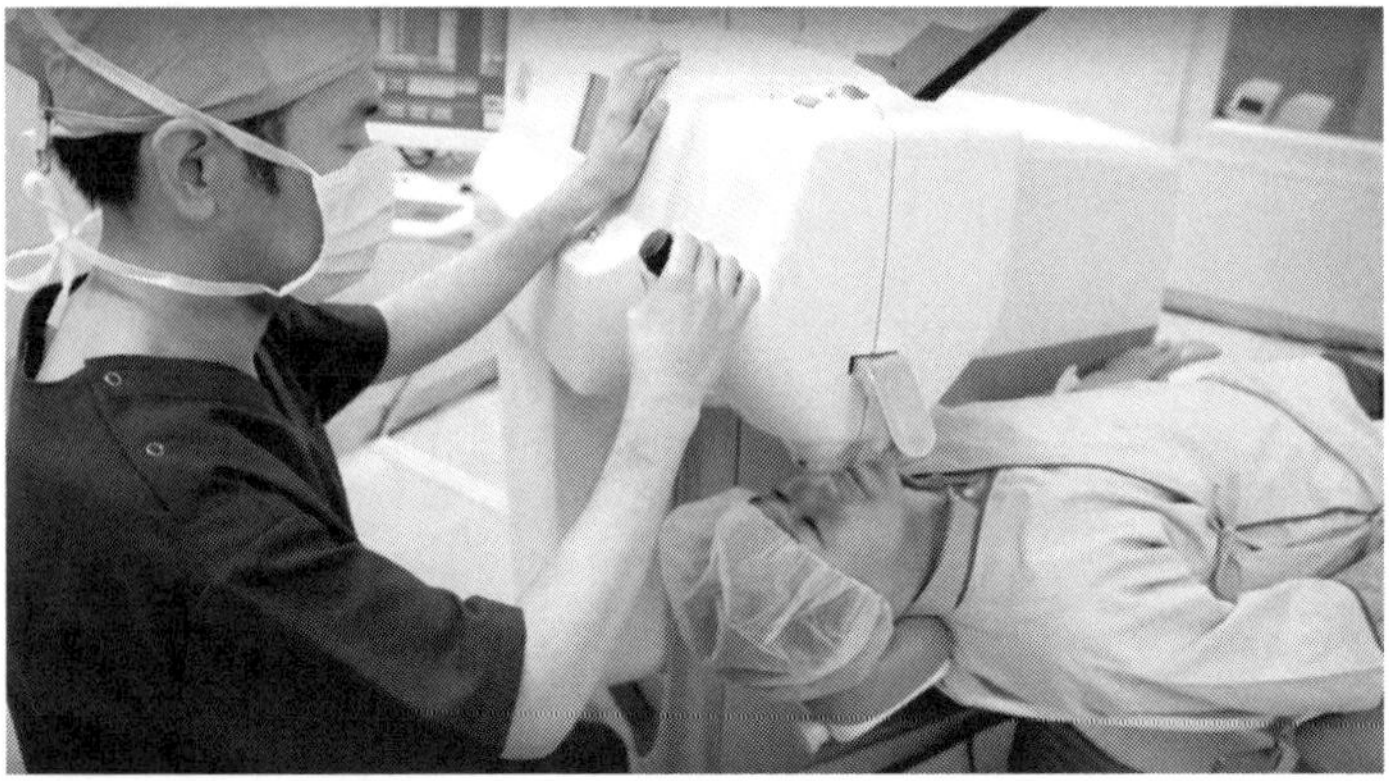

ちで、背中を伸ばしてまっすぐ上を向く姿勢を取ることができないという方でも安心して手術を受けることができます。今まで私がレーザー白内障手術を行った方の中には90歳以上の高齢の方や、身長の低い方などもいらっしゃいましたが、姿勢がとれないことでレーザー白内障手術ができなかった人は一人もいませんのでご安心ください。

2．点眼麻酔をしてレーザー白内障手術用のキャップを装着

麻酔は点眼薬で行います。注射はいっさい行いません。手術中は痛みを感じることはありません。まぶたを閉じないよう、まぶたを開ける器具をかけ、眼球にレーザー白内障手術を行うためのキャップをつけます。キャップがレーザー白内障手術中に外れ

レーザー白内障手術を行うためのキャップをつけるところ

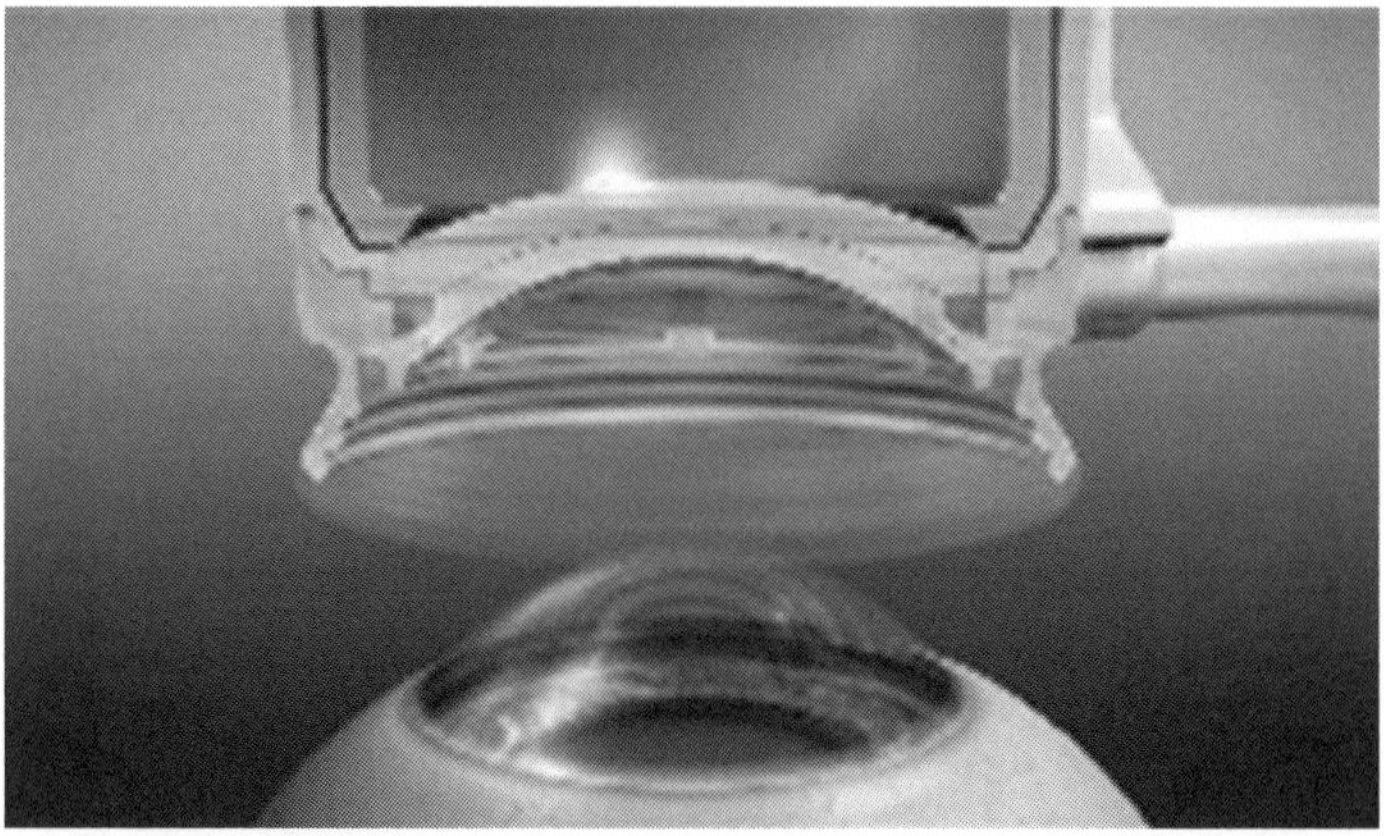

レーザー白内障手術器機・LenSx（レンズエックス）ではキャップは内側のソフトコンタクトレンズを介して目に装着されるため、痛みを感じることはない。

ないよう、少し圧がかかりますが、強い圧迫感を感じることはありません。また、レーザー白内障手術中に器具などが見えることもありません。

３．ＯＣＴスキャンで目の構造を立体的にデータ化

レーザー白内障手術器機はＯＣＴを使って目のさまざまな部位を、多角的にスキャンします。ＯＣＴスキャンによって得られた患者さんの目の画像データをコンピュータにて解析します。ＯＣＴスキャンはキャップを装着して１～２秒で行うことができます。

レーザー白内障手術器機には、眼科医

レーザー白内障手術器機・レンズエックスによる実際のOCTスキャン画像

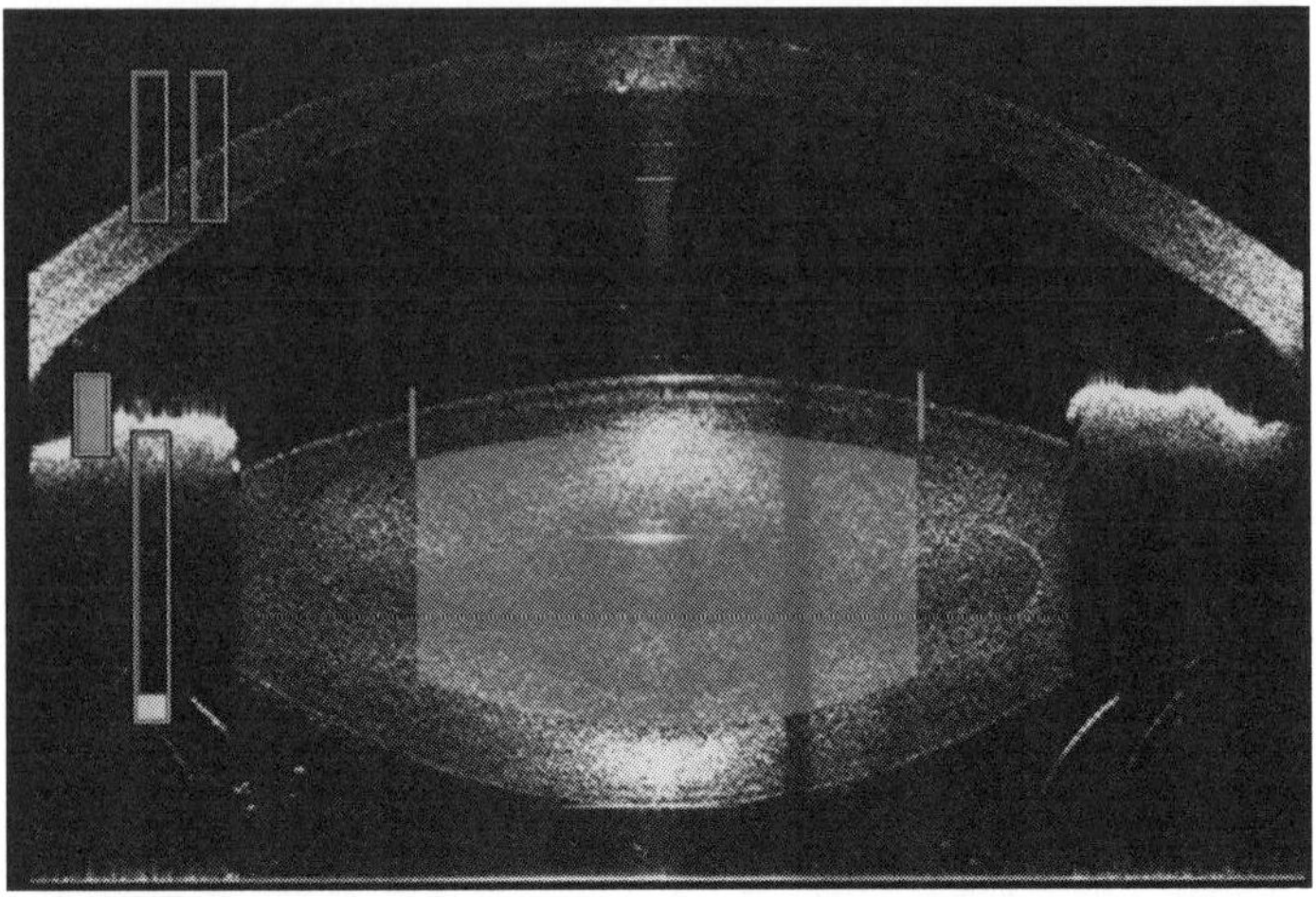

中央の色の薄い部分はレーザーによる水晶体の核分割を行う範囲を示している。

の設定した角膜、水晶体前嚢、水晶体核分割のパターンのデータが事前に入力されていますので、それらのデータをＯＣＴにて計測・解析した画像データにあてはめることで、実際に行う角膜切開、水晶体核分割、水晶体前嚢切開の位置や深さなどを解析、決定します。このようにして、レーザー白内障手術では眼科医の思い通りの切開の位置、角度、深さの設定を、一人ひとりの患者さんの目に合わせて行うことができます。

　ＯＣＴスキャンによってすべての設定を終えた後、いよいよフェムトセカンドレーザー照射を開始します。レーザーの照射時間は約30秒と、非常に短い時間で終わります。

レーザー照射は水晶体前嚢切開、水晶体核破砕、角膜切開の順番に行います。

レーザー照射中に痛みを感じることは全くありませんので、ご安心ください。

レーザー白内障手術の実際

１．水晶体の前側をレーザーで切開

水晶体の前側の部分である前嚢をフェムトセカンドレーザーで円形に切開します。レーザー白内障手術では、切りたい前嚢の半径を、ミクロン単位で設定することができます。また切る円形の切開の中心を、正確に角膜の真ん中に合わせることができます。レーザー白内障手術では、眼科医の手による手術に比べてこの水晶体前嚢切開の精度が上がるため、眼内レンズをより正確に中心に挿入することができることが医学論文で発表されています*。

上方：このデータをもとにレーザーで前嚢切開を行っているところ。下方の画像：水晶体前嚢の OCT スキャン画像

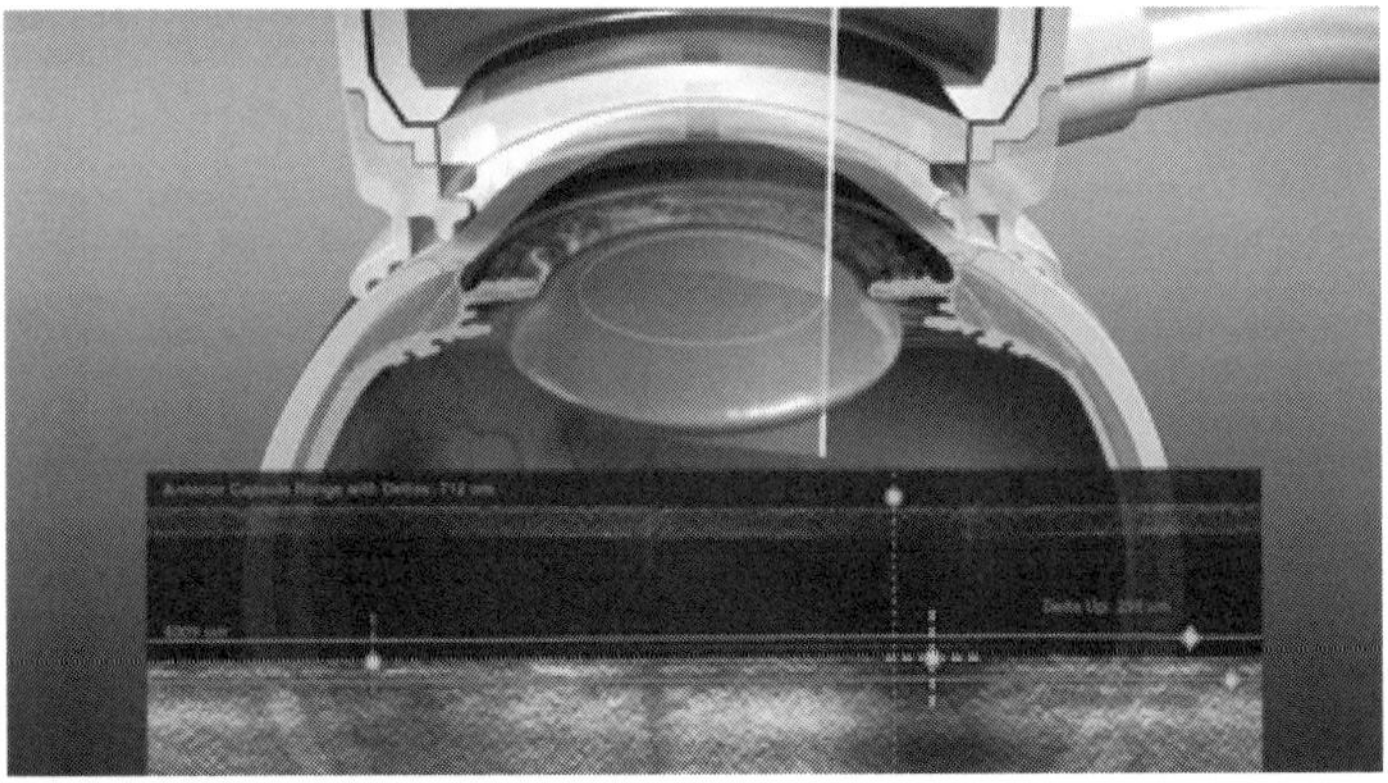

この画像をもとに前嚢切開の深さ、位置を決定する。

＊参考文献　Kránitz K, Takács A, Miháltz K, Kovács I, Knorz MC, Nagy ZZ. Femtosecond laser capsulotomy and manual continuous curvilinear capsulorrhexis parameters and their effects on intraocular lens centration. J. Refract. Surg. 2011 Aug;27(8) :558-63. doi: 10.3928/1081597X-20110623-03. Epub 2011 Jun 30.

2. レーザーで水晶体の中心部分を細かく破砕

前嚢切開後、水晶体の中心部分をレーザー照射により細かく砕きます。レーザー白内障手術器機は、同心円状、放射状、サイコロ状などさまざまなパターンの破砕の形状をプロ

フェムトセカンドレーザーで水晶体をサイコロ状、および放射状に分割している様子

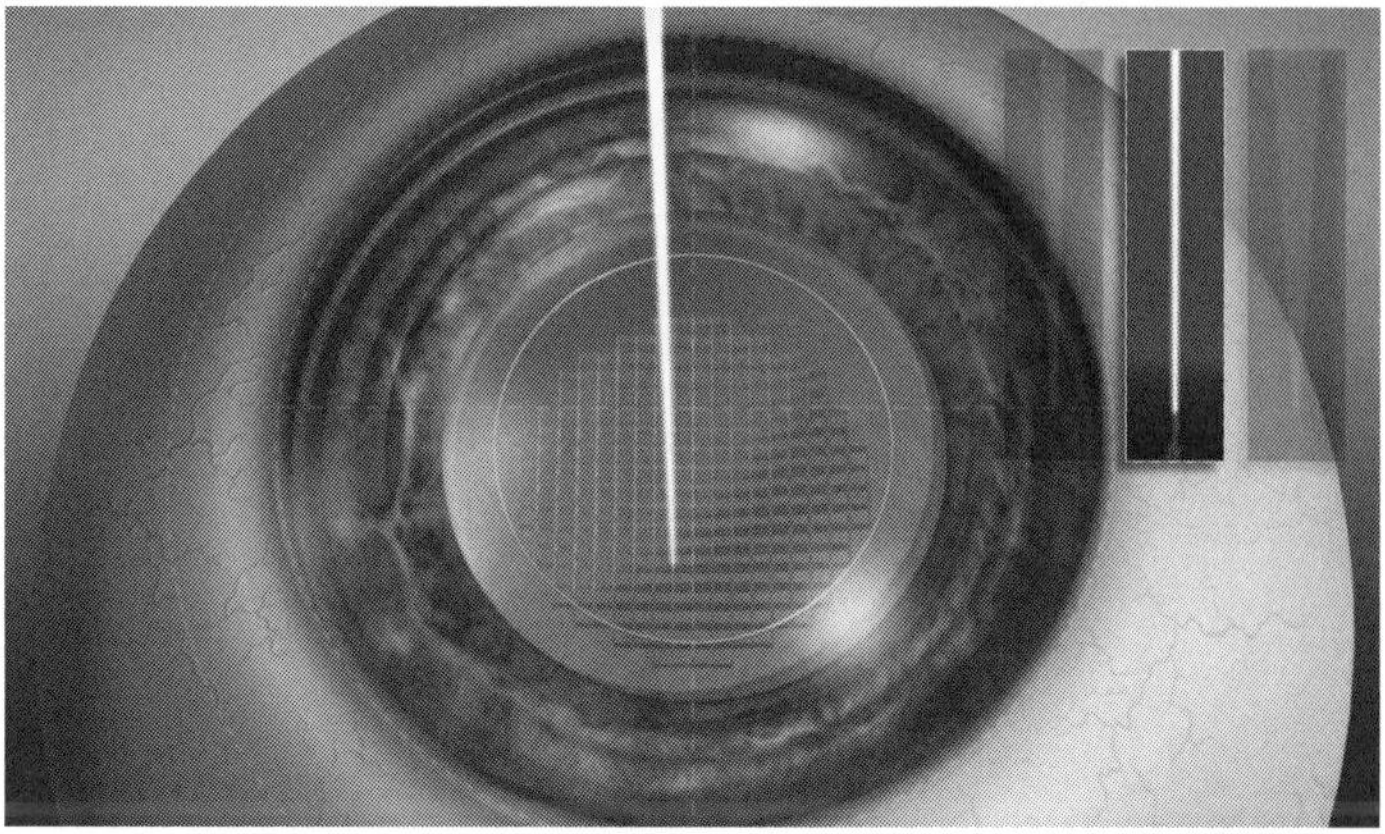

グラミングすることができ、眼科医はそれぞれの症例に最適なパターンを選ぶことができます。

レーザー白内障手術による水晶体破砕を行った場合には行わない場合に比べて、水晶体乳化吸引術で使用する超音波量を43％、超音波時間を51％も減らすことができることが医学的に実証されています。[*1]

超音波乳化吸引術を行う前にフェムトセカンドレーザーで水晶体を砕くことができます。

レーザー白内障手術では超音波水晶体乳化吸引術で使用する超音波量を減らせることにより、超音波による目の組織、特に角膜内皮へのダメージを減らすことができます。[*2]

レーザーによる角膜切開の断面（矢印の部分）

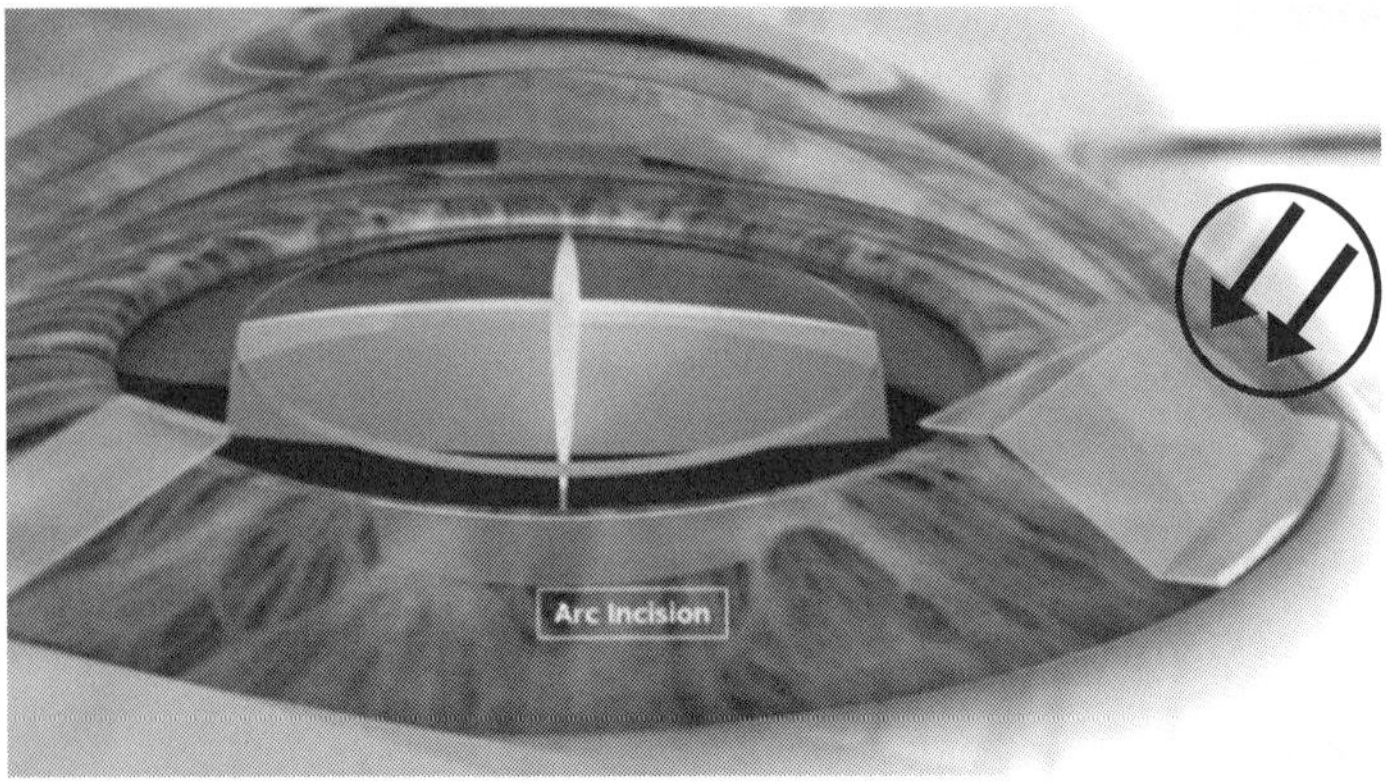

３段階の面で立体的に切開をしている。眼科医の意図通りに長さや深さ、角度を設定できる。リアルタイム OCT による計測と解析を瞬時に行い、切開の位置や大きさを設定できる。

＊1 参考文献　Zoltan Z. Nagy, DSc; Leonardo Mastropasqua, MD; Michael C. Knorz, MD. The Use of Femtosecond Lasers in Cataract Surgery: Review of the Published Results With the LenSx System. Journal of Refractive Surgery, November 2014, Volume 30・Issue 11: 730-740.

＊2 参考文献　Kinga Kránitz, MD；Kata Miháltz, MD；Gábor L. Sándor, MD；Agnes Takacs MD; Michael C. Knorz, MD; Zoltán Z. Nagy, MD. Intraocular Lens Tilt and Decentration Measured By Scheimpflug Camera Following Manual or Femtosecond Laser-created Continuous Circular Capsulotomy. DSC Journal of Refractive Surgery, Vol 28, No. 4, 2012.

3. レーザーで角膜を切開

手による手術では、最初にメスで角膜を

レーザー白内障手術による角膜切開の様子

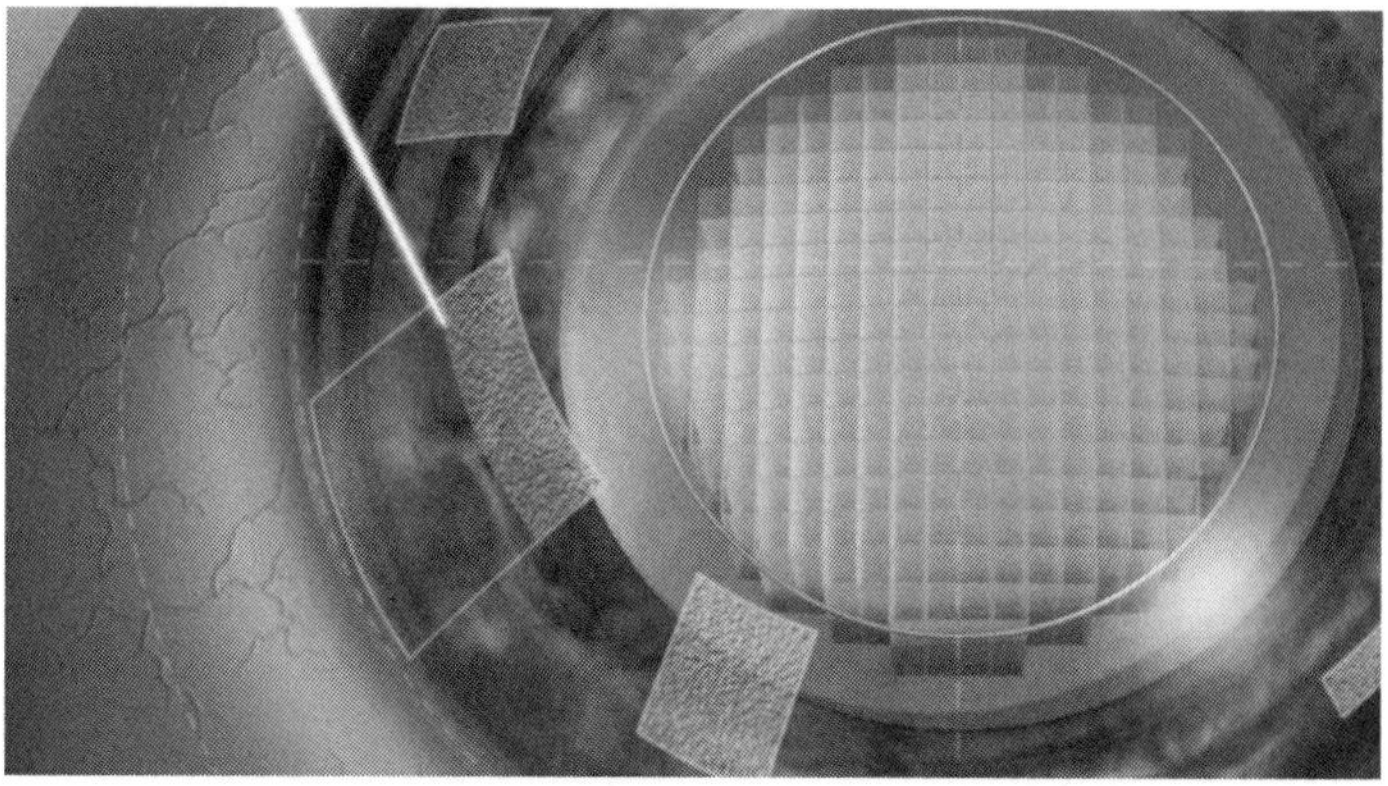

レーザー手術では切開部位を眼科医の設定する通りの場所に正確に設定できる。複数の箇所に、それぞれ異なる長さや角度で切開できる。

切開しますが、レーザー白内障手術では、メスを使わずにレーザー照射で角膜を切開します。このレーザー白内障手術による角膜切開もまた、水晶体核破砕や水晶体前嚢切開と同様にＯＣＴ（光干渉断層計）による断面図のデータをもとに行います。レーザー白内障手術による角膜切開では、角膜の厚みや角度を測り、術前に眼科医が設定した切開の長さ、深さを患者さん一人ひとりに合わせて行います。それにより、通常のメスによる切開と比べて、より正確な形や大きさで切開することができます。

　そればかりでなく、レーザー白内障手術による創口の断面図はまっすぐではなく、立体的な形にも設定できます。

水晶体を破砕しているところ

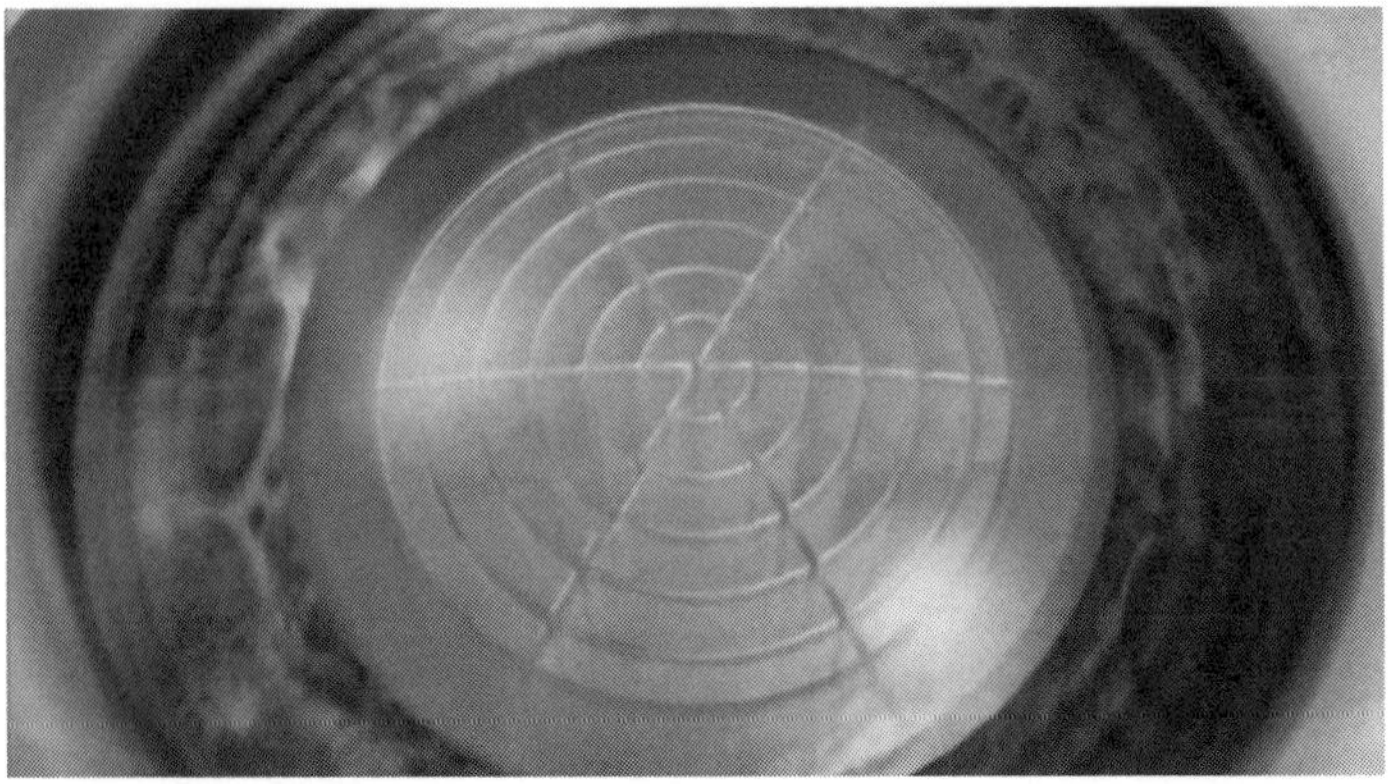

レーザー白内障手術では、水晶体にこのような同心円状、放射状の破砕を行うことができるため、通常の手による手術に比べて効率的に超音波乳化吸引術を行うことができる。

4．レーザー手術が終わったら 超音波水晶体乳化吸引術へ

レーザー白内障手術の工程をすべて終えたらすぐにレーザー白内障手術用のキャップを外します。そのまま患者さんの椅子を移動して、超音波水晶体乳化吸引術を行います。このプロセスは、手で行う手術と同じ超音波乳化吸引術器機を使って行います。

超音波水晶体乳化吸引術では超音波で水晶体を破砕しながら、白内障で濁った水晶体を吸引していきます。レーザー白内障手術を行っている場合には、すでにレーザーにてある程度水晶体を破砕した状態から開始するので、ここからの手術時間が通常の

眼内レンズを使用して挿入しているところ

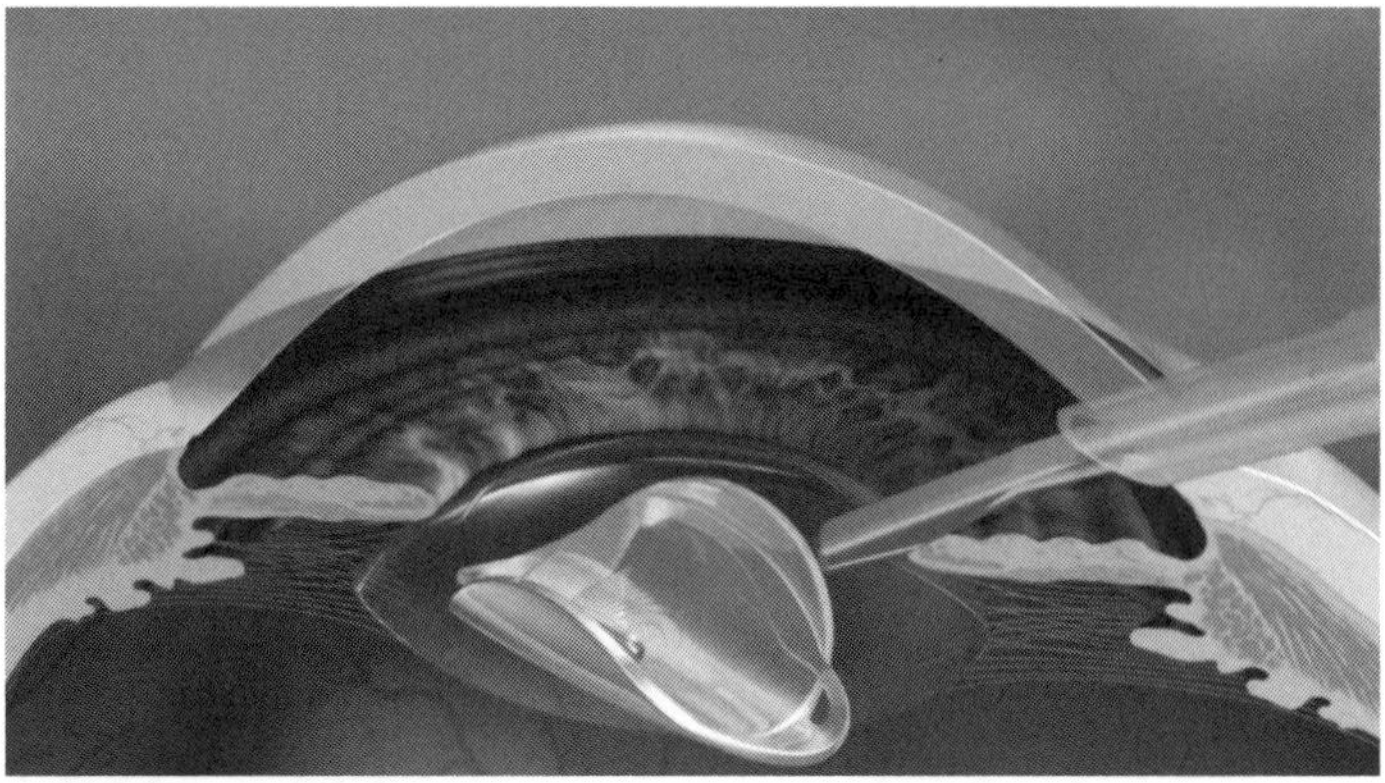

右側の細い筒がインジェクター。中央の丸いものが眼内レンズ。小さな角膜切開からインジェクターを入れることができるので、眼内レンズのサイズよりも小さな創口から眼内レンズを挿入することができる。

手術よりも短くなります。

5. 眼内レンズを挿入

すべての水晶体核を乳化吸引したのちに、角膜の切開部分から、水晶体を包んでいた嚢の中に眼内レンズを入れます。眼内レンズも日々進歩をしています。眼内レンズは現在ではほぼすべてのレンズが折りたたみ式となっています。これにより従来の折りたたみでない眼内レンズに比べて、より小さな角膜切開で挿入することができます。さらに眼内レンズの挿入器具も進歩をしており、現在ではインジェクターと呼ばれる器具を使用して眼内レンズを挿入します。インジェクターと呼ばれる筒の中に眼内レンズを丸めて入れ、インジェクターの先端をごく小さい角膜切開部から目の中に挿入して、丸めた眼内レンズを入れます。眼内レンズはすぐに目の中で開き、水晶体の袋の中で固定されます。

なおレーザー白内障手術で水晶体前嚢切開を行った場合では、そうでない眼科医の手による手術よりも、より正確に中央に眼内レンズを固定でき、目の度数もより目的通りに合わせられることが、医学論文によって報告されています[*]。これもレーザー白内障手術の大きなメリットの一つです。

*参考文献　Intraocular Lens Tilt and Decentration Measured By Scheimpflug Camera Following Manual or Femtosecond Laser-created Continuous Circular Capsulotomy. Kinga Kránitz, MD; Kata Miháltz, MD; Gábor L. Sándor, MD; Agnes Takacs, MD; Michael C. Knorz, MD; Zoltán Z. Nagy, MD, DSC Journal of Refractive Surgery. Vol. 28, No. 4, 2012.

レーザー白内障手術では眼科医の目の代わりにＯＣＴが目の構造を画像化

レーザー白内障手術では、まずＯＣＴ（光干渉断層計）にて目の構造を立体的に画像解析して、そのデータをもとにレーザー光線を使って切開を行います。つまり喩えるなら、レーザー白内障手術では、眼科医の目の代わりにＯＣＴで目の構造を見て、眼科医の手の代わりにレーザーで切開するわけです。

　ＯＣＴによる３次元画像解析は、赤外線を用いて行います。人の目は可視光線しか見ることができません。白内障のある目は水晶体が濁っているために、可視光線しか見ることのできない眼科医の目で見ようとしても、その向こう側はとても見えにくいか、進行度合いによってはまったく見えないことが多々あります。しかし可視光線よりも散乱しにくい性質を持つ赤外線を用いて目の中の構造を画像化するＯＣＴなら、そのような目の状態でも目の中の様子を映し出すことによって、より正確に切開部位の特定を行うことができるのです。もちろんレーザー白内障手術で用いる近赤外線の身体への安全性は十分に配慮されています。

また、ＯＣＴは網膜の断面図を撮影する器機として、眼科の外来では広く使用されています。網膜疾患である加齢黄斑変性や糖尿病網膜症の診断や程度の判断には必須の検査器機です。

レンズエックスはリアルタイムＯＣＴを搭載

私が導入しているレーザー白内障手術の器機であるレンズエックスは、リアルタイムＯＣＴ（光干渉断層計）を使ったレーザー照射で患者さんの目の状態を瞬時にスキャンすることができ、目の構造を3次元的に解析する機能を備えています。「リアルタイム」なので、切開をどの場所に、どのくらいの大きさで、どのような角度で行うのが適しているかを、そのときの目の状態で機械が計算してくれるのです。レンズエックスはその性能、信頼性の高さから世界で一番普及しているフェムトセカンドレーザー白内障手術器機です。私のクリニックでは２０１２年６月から使用しています。

次世代の最先端眼科手術には欠かせない フェムトセカンドレーザーとは

フェムトセカンドレーザーとは何でしょうか？　まず、レーザーというのは光のことです。フェムトセカンドレーザーは光の一種ですが、人体の組織を正確に切ることができる光です。

光のピークエネルギーは、レーザーの照射時間が短ければ短いほど、照射部位に大きなエネルギーを与えることができます。前述しましたが、フェムトセカンドレーザーの「フェムトセカンド」とは１０００兆分の１秒という意味です。フェムトセカンドレーザーはこのように超短時間のパルスのレーザーなので、非常に強いエネルギーを持つのです。フェムトセカンドレーザーは、その強いエネルギーで組織を光切断（photodisruption）します。フェムトセカンドレーザーを組織に照射すると組織内に約10ミクロンの間隙ができます。フェムトセカンドレーザーは、これを高速かつ連続的に行うことで組織を思い通りの形に切開することができます。しかも周辺部位には熱を拡散しないので、隣接した組織にはダメージやタンパク質の変性を起こしません。

レーザー白内障手術器機・レンズエックスの眼科医が見るための
レーザー白内障手術モニター画面

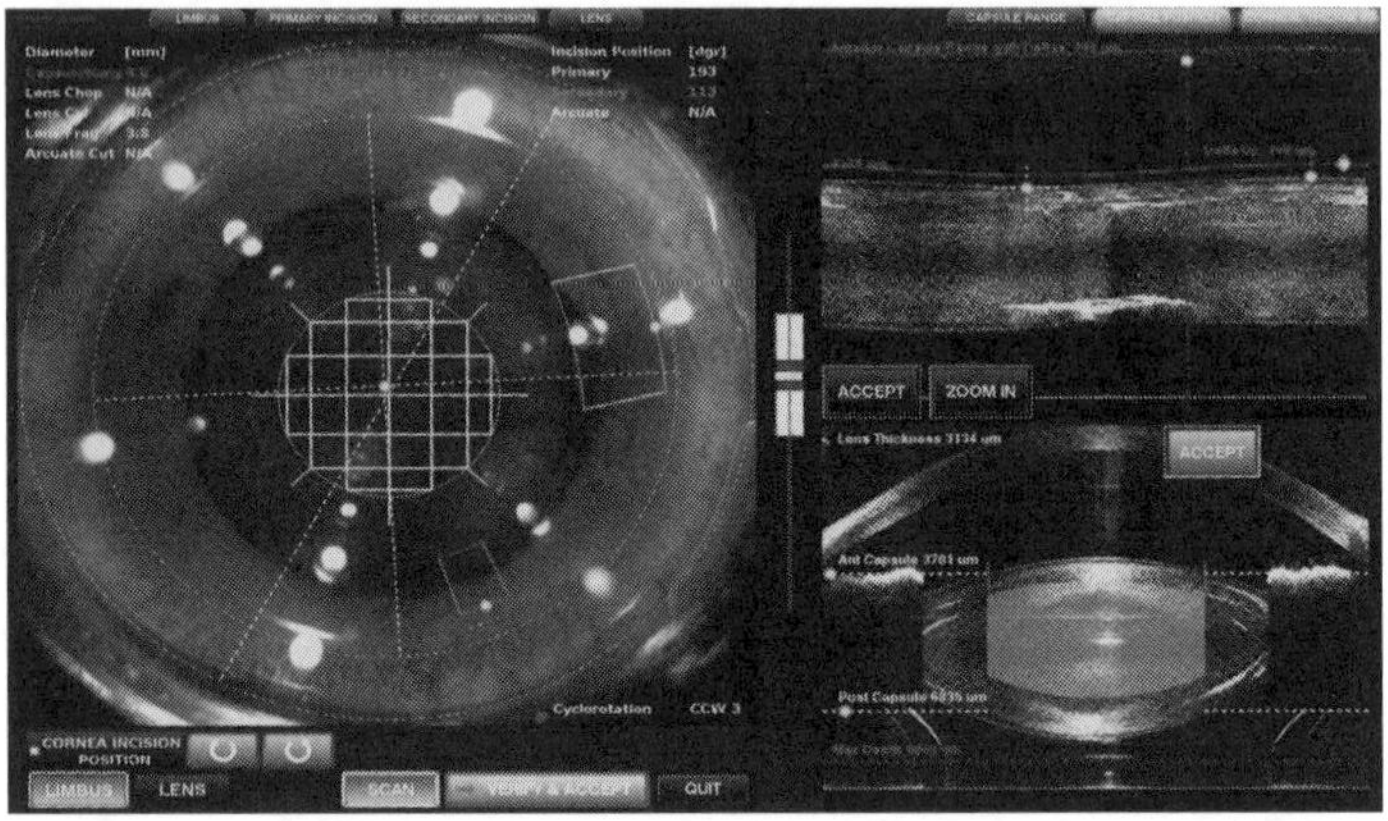

左側はビデオ顕微鏡での画像、右側がリアルタイムOCT画像。右上は角膜や水晶体前嚢、右下は水晶体の核を示している。レンズエックスのOCT画像は高解像度なので、目の奥に位置する水晶体の後面まではっきりと映し出すことができる。写真に書いてある数字は目の中の構造の位置や切開の範囲などを示している。ミクロン単位で手術の切開の設定ができる（1ミクロンは1000分の1㎜）。レンズエックスは、瞬時にこのような目の断面図を撮影し、切開の範囲を示す。眼科医はそれをもとにレーザー照射を行う。

なおフェムトセカンドレーザーは若年者の近視、乱視などを治すレーシック手術にも応用されています。

レーザーでの精巧な切開によって眼内レンズの固定がより正確に

手による手術では、基本的にすべてのプロセスにおいて、眼科医の「目測」と「経験則」だけが頼りになります。白内障手術は顕微鏡で拡大して見ながらの手術とはいえ、一見すると正確に見えても、わずかな誤差は避けられません。

特に、白内障手術で最も難しいとされる水晶体前嚢切開を行うときには、通常の白内障手術では眼科医が顕微鏡をのぞきながら、針やピンセットのような器具を使って行います。人間の目測と人間の手による手術で完全な真円で切開することは難しく、半径もまちまちでした。場合によって円形にならずに不完全な状態となることもありました。位置も目測で行っているために正確性に欠く場合がありました。円形に切開できても、実際の半径はわからないまま手術を進める必要がありました。

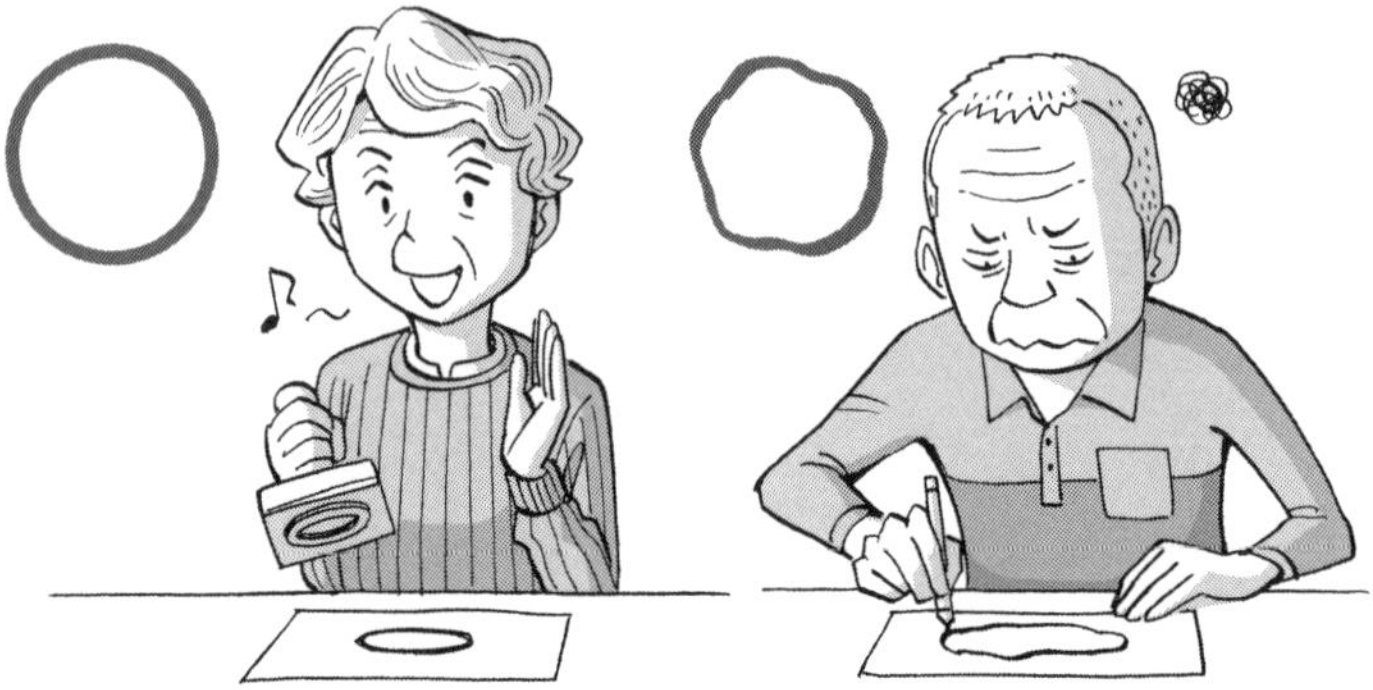

それに対してレーザー白内障手術では、まず、目の計測や解析を機械で正確に行えることが、手で行う手術とは大きく違います。この計測や解析は、ＯＣＴという赤外線を用いた画像計測装置にて行います。

　赤外線は、可視光線では映し出せない場所にも到達します。ＯＣＴは反射してきたデータを解析することで、画像化します。レーザー白内障手術では、ＯＣＴによって角膜の前面から水晶体の後面までのすべての目の構造の形状と位置を精密に測定することで、切開の位置や大きさを正確に設定することができるのです。

　その設定をもとに、切開を光線であるレーザーが行いますので、ミクロン単位で

実際のフェムトセカンドレーザー白内障手術の手術後の写真

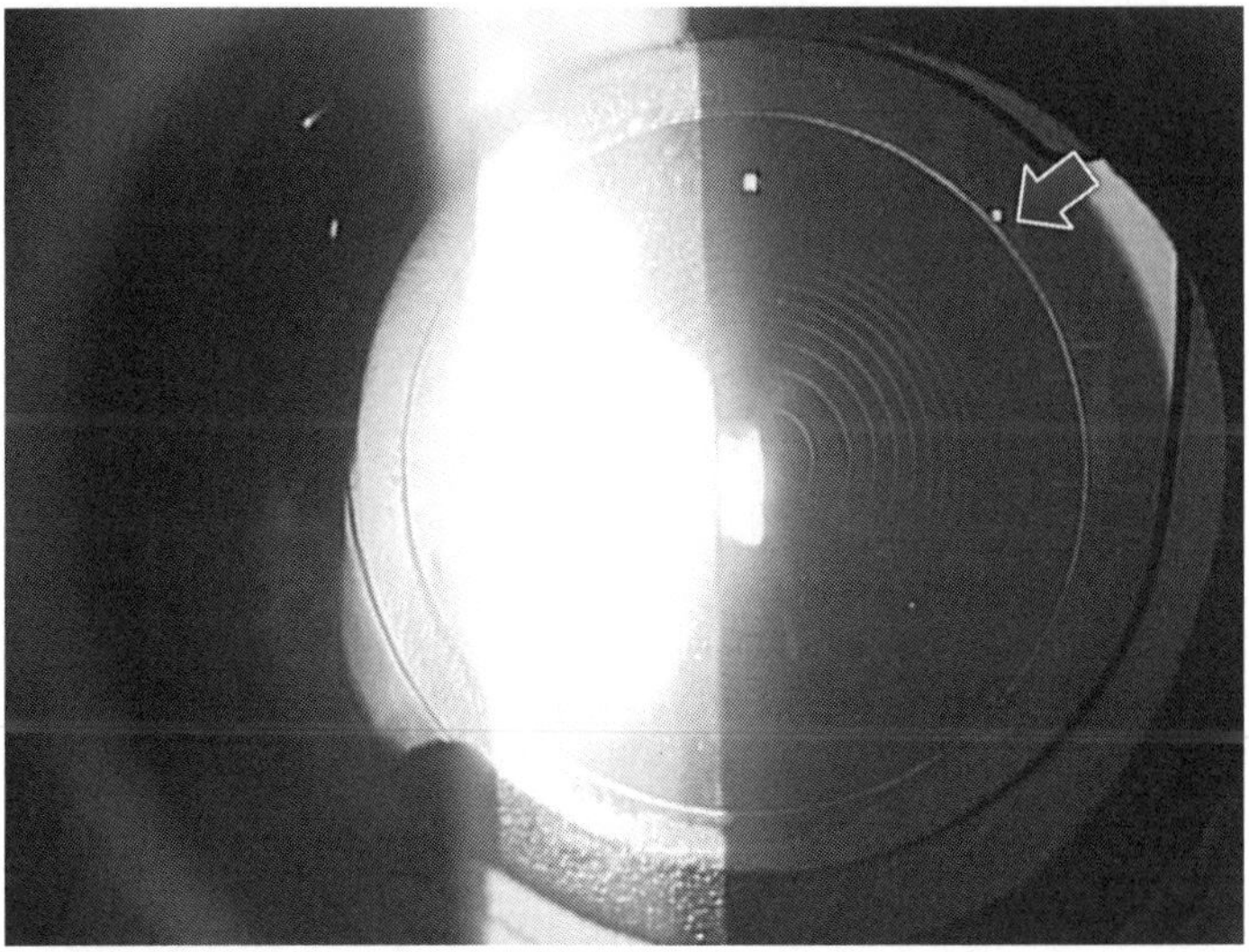

矢印は水晶体前嚢切開のエッジ。前嚢切開が完璧な正円で、目の中心で切開ができている。眼科医の手による手術では、このような正円の切開は不可能。これがフェムトセカンドレーザー白内障手術の最大のメリット。

正確さを極めることができます。つまり、眼科医の理想通りに切開できるのです。難易度の高い前嚢切開も、あらかじめ計測された前嚢のカーブに合わせて行われ、ほぼ正円での切開が可能です。実際に人の手による手術に比べて、レーザー白内障手術では水晶体前嚢切開の真円性が高いことが医学論文で実証されています。

手による手術と、レーザー白内障手術では、フリーハンドで丸を描くのと、スタンプで丸を押していくくらいの違いがあります。どんなに経験を積み腕が確かな医師でも、水晶体前嚢という凸型の薄い膜の上を直径約5㎜のまったくの真円で切ることは、まず不可能です。

水晶体前嚢を真円で切開でき、かつ正確に水晶体の真ん中で切ることができると、眼内レンズをより正確に真ん中に挿入でき、眼内レンズが上下左右にずれたり、傾いたりすることを、通常の手による水晶体前嚢切開よりも少なく抑えることができます。つまりレーザー白内障手術は、人の手による手術よりも理想の位置に眼内レンズを固定するための前嚢切開を行うことができます。このことも医学論文で実証されている事実です*。

＊参考文献　Femtosecond laser capsulotomy and manual continuous curvilinear capsulorrhexis parameters

手とレーザー白内障手術による水晶体前嚢切開の比較

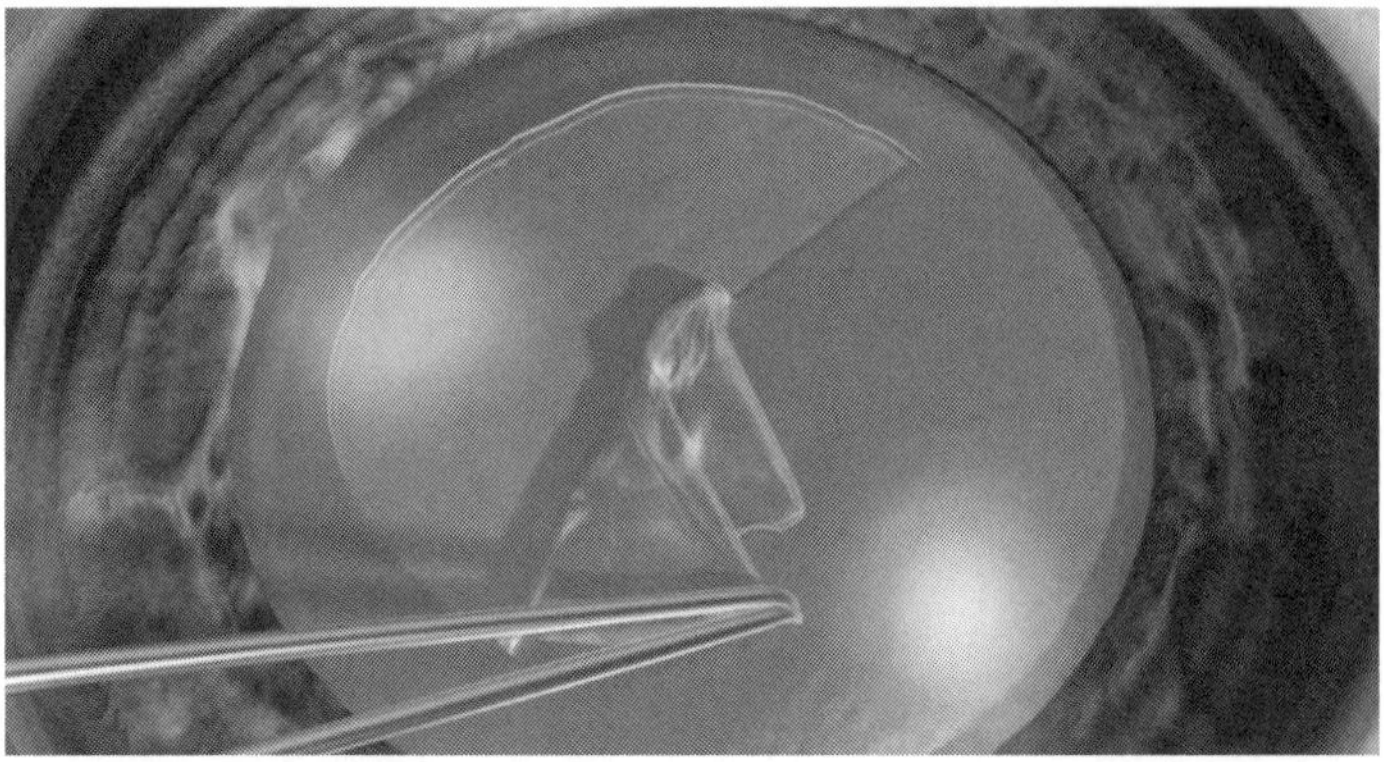

手による水晶体前嚢切開。ピンセットや針を使って、医師が目測で行う。真円で切り抜くことが理想だが、狭い空間で小さな角膜切開の創口から行うため、実際には真円で切り抜くことは難しく、半径や位置も誤差が生じやすい。

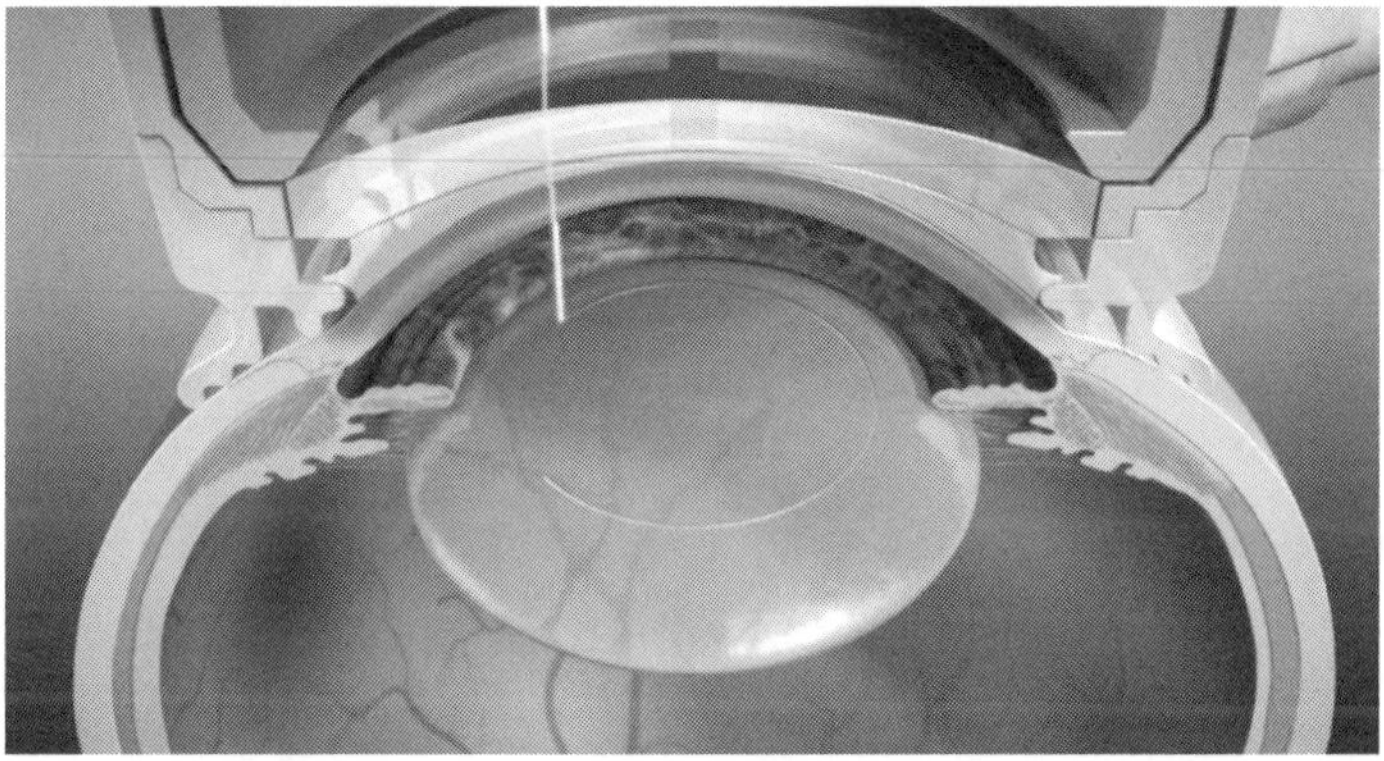

レーザー白内障手術による水晶体前嚢切開。リアルタイムOCTによる計測と解析を行いながら、水晶体前嚢切開の位置や大きさをミクロン単位で設定。3D画像に示された結果にしたがって、フェムトセカンドレーザーでミクロン単位まで正確な切開が可能。半径、位置に誤差が生じにくいことが医学論文によって実証されている。

and their effects on intraocular lens centration. Kránitz K, Takacs A, Miháltz K, Kovács I, Knorz MC, Nagy ZZ. J Refract Surg. 2011 Aug;27(8):558-63

レーザー白内障手術では工程の順番も違う

フェムトセカンドレーザー白内障手術での前嚢切開の正確さは、切開の工程の順番の特徴も影響しています。

なんと、レーザー白内障手術では手術の工程の順番が手で行う手術とは逆なのです。手による手術では、まず角膜を切開してから水晶体前嚢切開を行います。しかしレーザー白内障手術は逆に水晶体前嚢切開を行ってから角膜切開を行います。

このことはどんな利点があるのでしょうか？　手で行う手術では、手術開始と同時に、まずは目の一番外側である角膜を切らなければなりません。角膜を切ると眼球の内部の圧が逃げ、目の圧が下がります。前述したように、空気の入ったボールに穴をあけた状態と同じで、圧がゼロになります。そのままでは水晶体前嚢を切開することは不可能なので、特殊な成分の物質を目の中に充塡させて、目の圧を保ちます。しかし、それでもやはり目の中の圧は不安定な状態であることには変わりありません。眼科医はその状態で、目の内側にある水晶体の前嚢を切らないといけません。しかも目の中というとても狭い空間でそれを行わなければいけないので、水晶体前嚢切開は、たいへんに難しい工程なのです。

それに対しレーザー白内障手術では、手術の最初には角膜を切らず、まず水晶体前嚢切開を行います。つまり目の圧はいっさい逃げず安定した状態で水晶体前嚢切開を行うのです。まさにフェムトセカンドレーザー白内障手術ならではであり、人の手による手術ではまねのできない工程の順序なのです。

なお、レーザー白内障手術では前嚢切開ののちに水晶体を破砕し、そのあとに角膜をレーザーで切開しますが、これも内側から外側に向けて切ります。よってレーザー白内障手術では手術の間、ずっと目の圧を保ったまま行うことができます。

レーザー白内障手術は角膜の創口の長さ、深さ、角度を細かく設定できる

レーザー白内障手術ではミクロン単位で創口の長さ、深さ、角度を事前に設定しておき、さらに手術時にはＯＣＴで個々の症例の角膜の厚さやカーブを測定して角膜切開を行うことができます。さらに、メスは直線的にしか切れませんが、レーザーは角度を変えながら立体的に切ることができます。

メスでの角膜切開と、レーザーの切開の断面比較

次のページの写真（上）は実際のメスによる手術での角膜切開の術後写真、写真（下）は実際のレーザー白内障手術における角膜切開の術後写真です。ともに私のクリニックで実際に手術した後に前眼部ＯＣＴ器機・カシアを使用して撮影したものです。上写真の円内のメスによる切開の断面は鈍角なのに対して、下写真の円内のレーザーによる切開では

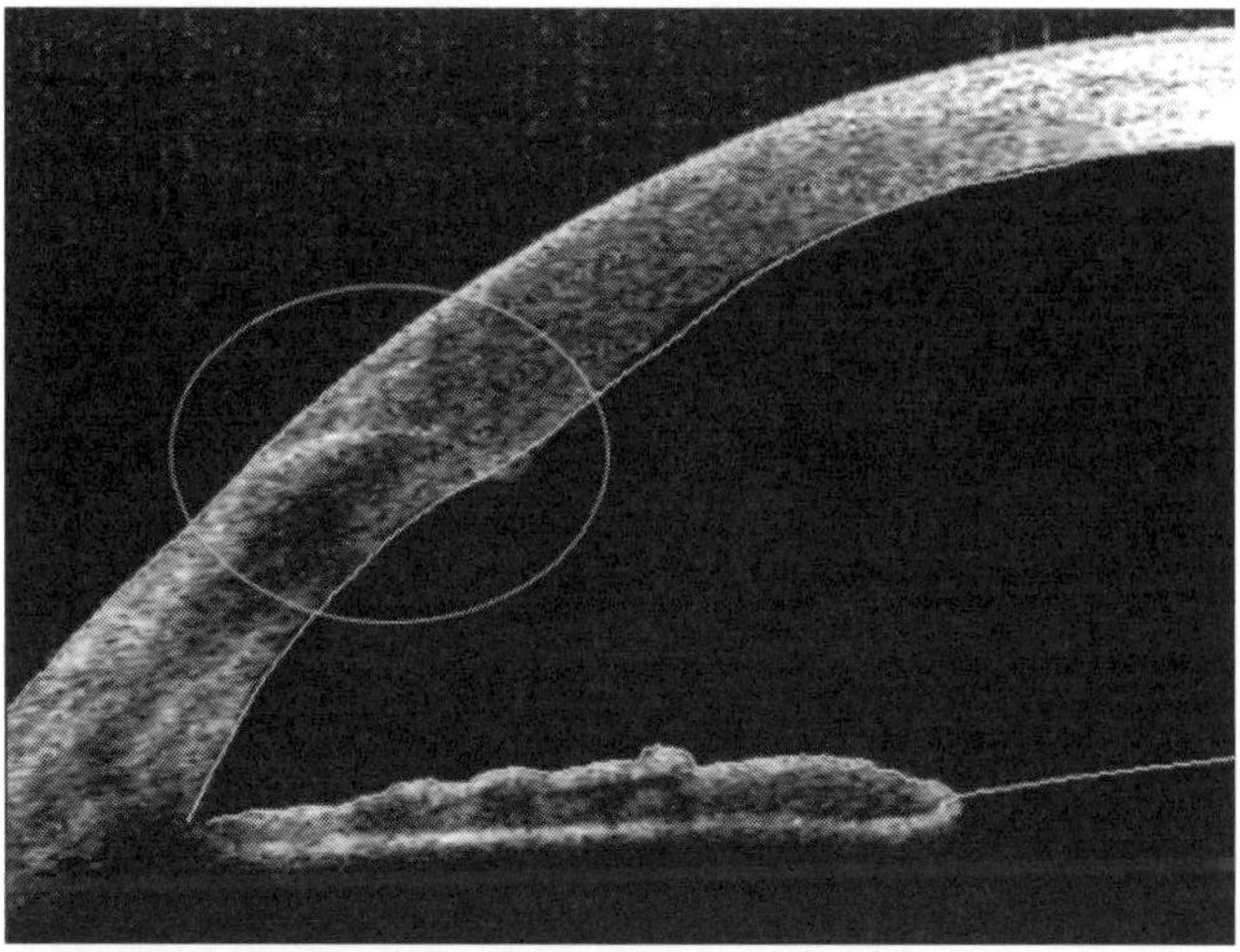

メスによる角膜切開の術後写真

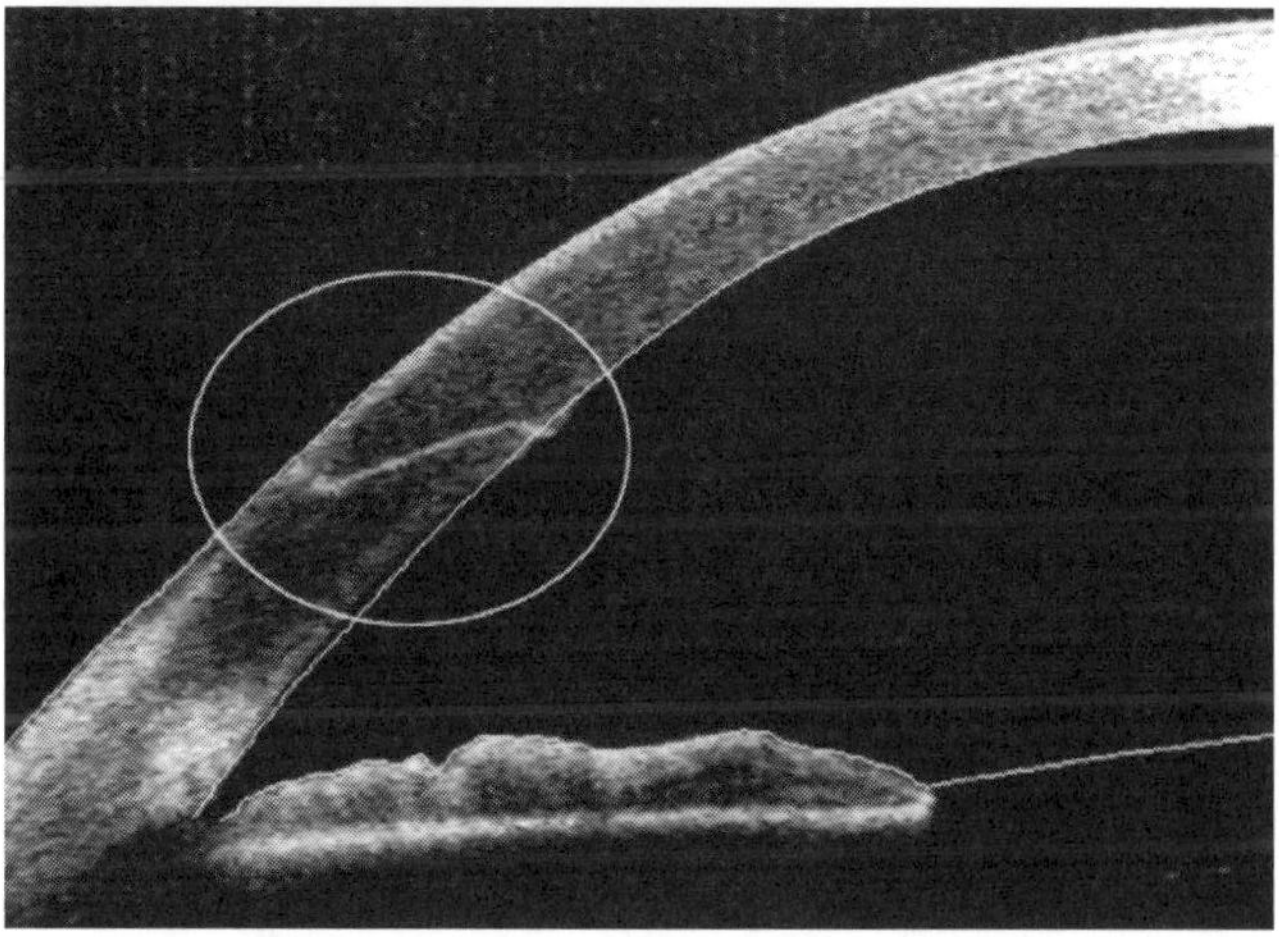

レーザー白内障手術における角膜切開の術後写真

設定通り、しっかりと3段に角度のついた創口となっているのがおわかりになるかと思います。

角膜は「膜」とはいっても0・5㎜程度のしっかりした厚みを持つ組織です。その厚みを利用し、レーザーによる切開では層の間で角度を変えて立体的に切っていることがわかると思います。レーザーでの切開では、角膜の途中の層で鋭角的に角度を変えることもできるのです。

フェムトセカンドレーザーで角膜を立体的に切開する技術には、大きな将来性があります。フェムトセカンドレーザーは白内障手術を行う以前からレーシックで広く使われていますが、現在では角膜移植にも応用されています。フェムトセカンドレーザーはとても正確な角度や深さで角膜を切ることができるので、術後に角膜の面と面がぴったりとふさがりやすい切開をすることができます。それを利用し、なんと現在では角膜のドナー側もレシピエント側も、フェムトセカンドレーザーで切開することによって糸で縫合しない角膜移植が可能なほどです*。無縫合の角膜移植は移植をする側の角膜と、移植をされる側の土台の両方をほぼまったく同じ形にフェムトセカンドレーザーで切開して、角膜を土台にぴったりはめこむという手術方法です。例えば日本古来の建築のように、柱や梁などを組み込

レーザー白内障手術の角膜切開の実際のOCT画像

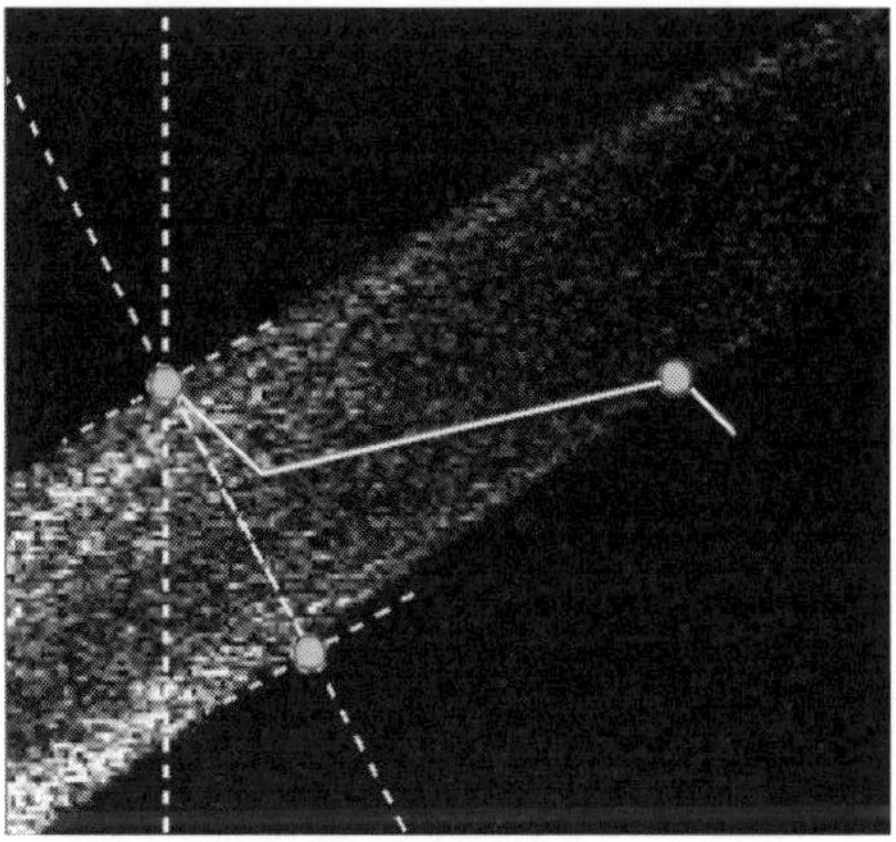

理想的な鋭角の断面で切開されているのがわかる。

むために穴やくぼみを開け、柱とくぼみがはまるように組み立てて、釘をほとんど使わなくても頑丈な建物ができるというような技術と似たイメージです。しかもこの論文では、そのようなフェムトセカンドレーザーを使用した無縫合の角膜移植後の患者さんの視力が、とても良好であるとしています。フェムトセカンドレーザーで縫合せずに角膜移植が可能であるということは、いかにフェムトセカンドレーザーが正確な大きさ、深さ、形に組織を切開できるかを象徴しています。

　前ページ上の写真はレーザー白内障手術の角膜切開の実際のＯＣＴ画像です。

白い部分は角膜で、白い実線は予定の切開線です。この症例では3つの切開面で角膜を切開しています。レーザー白内障手術・レンズエックスではこのような3段階での切開面のパターンの他にも、さまざまなパターンでの設定が可能です。

レーザー白内障手術では、事前に角膜の切開線の長さ、角度、深さ、位置を入力しておき、レーザー直前のOCTで個々の角膜のカーブや角度に合わせて切開線のラインを決定します。眼科医が望めば、レーザー白内障手術器機が提示した切開面をそのまま使用せず、画面上でクリック一つで切開の長さや角度をその場で調整、変更することも可能です。私がレーザー白内障手術を執刀するときにも、症例によっては切開面の変更を画面上で行うことがあります。画面上でポイントをクリックすると、リアルタイムで変更された切開の各プレーンの長さが測定・表示されます。眼科医はその値を見ながら微調整ができます。このように、レーザー白内障手術はコンピュータ画面上で行うことができる手術でもあるのです。

＊参考文献　Sonia H.Yoo et al., Femtosecond Laser-Assisted Sutureless Anterior Lamellar Keratoplasty. Ophthalmology, Volume 115, Issue 8, 1303-1307.

レーザー白内障手術は角膜内皮細胞へのダメージが少ない

超音波水晶体乳化吸引術で最も懸念すべきは、角膜内皮細胞の損傷です。角膜の最も内側にある角膜内皮細胞は人体の中でも特殊な性質を持ち、一度ダメージを受けると再生ができません。角膜内皮細胞は角膜のポンプのような機能を持っており、角膜内の水分の量を調節しています。したがって角膜内皮細胞数が一定以上減ると、角膜のポンプ機能が低下してしまいます。この超音波を手術中にたくさん使うと、結果的に角膜内皮にダメージを与えることがたくさんの医学論文で報告されています[*1]。よって白内障手術中の超音波の使用量は必要最低限であることが望ましいのです。

しかし、レーザー白内障手術は大きなメリットを持っています。それは「4. レーザー手術が終わったら超音波水晶体乳化吸引術へ」で述べた通り、レーザー白内障手術を行った場合には行っていない場合よりも、43％もの超音波量を減らし、51％もの超音波時間を短縮することができるということです（参考文献は前述）。

その結果、レーザー白内障手術を行うと、行わない手術に比べて角膜内皮へのダメージを減らせることが、医学論文によって報告されています。[*2]

＊1 参考文献　Murano N, Ishizaki M, Sato S, Fukuda Y, Takahashi H. Corneal endothelial cell damage by free radicals associated with ultrasound oscillation. Arch Ophthalmol. 2008;126:816–821. doi:10.1001/archopht.126.6.816.

＊2 参考文献　Takács AI, Kovács I, Miháltz K, Filkorn T, Knorz MC, Nagy ZZ. Central corneal volume and endothelial cell count following femtosecond laser-assisted, refractive cataract surgery compared to conventional phacoemulsification. J. Refract. Surg. 2012 Jun;28 (6):387-91. doi: 10.3928/1081597X-20120508-02. Epub 2012 May 16.

進行した難症例でも安定した水晶体前嚢切開が可能

水晶体前嚢切開の工程は、白内障が進行していると、さらにその難易度が上がってしまいます。

重症の白内障では、水晶体が真っ白になっていることがあります。その場合、眼科医の目による手術では、前嚢が非常に見えにくくなります。喩えるなら、真っ白に降り積もった雪の上で白く薄い紙を探すようなもので、いざ前嚢を切開しはじめても、手で行う手術では前嚢の断端がはっきり見えないため、医師の勘を頼りに切開を進めていかざるを得ません。

しかし、レーザー白内障手術では、OCTによる3次元解析をもとにレーザーで前嚢切開を行います。OCTは近赤外線を用いて前嚢の位置を確認します。したがって、レーザー白内障手術では、重症の白内障で水晶体が真っ白になっている症例でも、有利に手術を進めることができます。

硬くなるまで進行した白内障でもレーザーでの水晶体破砕が可能

進行した白内障では、水晶体が硬くなっている症例があります。

フェムトセカンドレーザー白内障手術では、通常の超音波乳化吸引術をする前に水晶体をレーザーで砕くことができます。したがってレーザー白内障手術では、特に水晶体が硬くなっている症例に対して、超音波使用量を減らすことができます。

私たちのグループは、このような硬くなってしまった白内障に対してのレーザー白内障手術について、私のクリニックのデータを２０１４年に東京で開催された日本眼科学会総会で発表しました（第１１８回日本眼科学会総会、演題番号Ｐ－０２０、フェムトセカンドレーザー手術と用手法の成熟白内障に対する術中術後成績の比較。土屋綾子、山﨑健一朗、他）。その研究では、進行した白内障に対してのレーザー白内障手術と手による手術のさまざまな結果を比較しました。その結果、レーザー白内障手術は手による手術に比べて、より良好な視力となり、手術時間は短縮し、超音波量は減少させることができ、水晶体前嚢切開の直径は理想に近い値となりました。特にその中でも水晶体前嚢切開の直径については、レーザー白内障手術と手による手術の間に統計学的な有意差を認めました。これは進行した白内障について、レーザー白内障手術は手による手術よりも安定した前嚢切開を行うことができることを示しています。

機械で行うレーザー白内障手術の安定性

手術は、安定した結果をもたらすことが重要です。しかし人の目で見ながら人の手で行う以上、どうしても不正確な部分があるのが現実です。昔はすべての手術を人の手で行っていました。しかし近年はロボット手術など、機械で行う手術が発達してきました。機械で行う手術は、常に安定したクオリティーでできる、というのが大きな強みです。機械には集中力の途切れや、疲労といった、手技に影響を及ぼす可能性がある「波」がありません。何百回、何千回と繰り返しても同じパフォーマンスが得られるのです。レーザー白内障手術はその代表例といえます。

人生で一度の手術なので自分が納得できる選択を

白内障手術は、以前は手による手術しか選択肢がありませんでしたが、今ではレーザー白内障手術という選択肢があります。

一人の患者さんが受ける白内障手術は、片方の目につき1回のみです。レーザー白内障手術では、手による手術では及ばない精度で切開します。

レーザー白内障手術は保険外診療となるため、通常の国民健康保険などが使用できる白内障手術に比べて高額になりますが、レーザー白内障手術のメリットを十分に理解した上で、ご自身が納得できる選択をすることをお勧めします。

通常の白内障手術とレーザー白内障手術の比較

	通常の白内障手術	**レーザー白内障手術**
手術の方法	眼科医の目と手で行う	OCTで計測し、レーザーで切開
角膜切開	メスを使用	角膜を立体的に計測し、長さ・角度を計算して設定
水晶体乳化吸引術	通常の手術よりもレーザー手術のほうが超音波量が少なくすみ、角膜内皮へのダメージが少ない	
水晶体前嚢切開	針やピンセットのような器具で行う	レーザーで正確な形、位置、半径で行うため、眼内レンズの傾きが少ない。進行した白内障でも安定
手術の順序	角膜切開→水晶体前嚢切開→水晶体破砕。角膜を先に切ることにより、目の圧が不安定な状態で前嚢切開を行う	水晶体前嚢切開→水晶体破砕→角膜切開。角膜切開の前に前嚢切開を行うので、目の圧を保ったまま安定した状態で前嚢切開を行う
その他		困難症例も安定した切開が可能

海外では小児の白内障にも
レーザー白内障手術が行われている

今のように白内障手術器機が発達する前は、白内障手術での合併症の確率は今よりも数段高いものでした。したがって、その時代には白内障が進行して視力がかなり悪くなってから手術を行っていました。しかし白内障手術の器機が発達しただけでなく、世界中のたくさんの眼科医の研究や努力により、手術の技術も洗練され続けてきました。それにより、白内障手術が可能な患者さんの層を大きく広げることができました。

そしてフェムトセカンドレーザー白内障手術の登場により、白内障手術は新たな時代に突入しました。海外では小児の白内障に対してもレーザー白内障手術が行われていることが論文で発表されています*。

言うまでもなく、小児への白内障手術は、たいへんに難しい特殊な手術です。レーザー白内障手術は、そのような極端に難しい症例でも、その成果を発揮することができるのです。

日本でも20~40歳の若年者の白内障は、さほどまれではありません。私のクリニックにも若年者の白内障の患者さんが訪れます。白内障手術の進歩によって、現在では若年者の白内障に対しても積極的に手術を行うことが可能になりました。特に若年者の白内障は急速に進行する場合がありますので、手術のリスクが高くなる前に手術を行う必要があります。

若年者の白内障手術の場合も、海外では小児ですらレーザー白内障手術が行われていることを踏まえ、私のクリニックでは積極的にフェムトセカンドレーザー手術をお勧めしています。

レーザー白内障手術は、年齢や白内障の重症度を問わず、その恩恵にあずかることができます。

＊参考文献　Results of femtosecond laser-assisted cataract surgery using the new 2.16 software and the SoftFit® Patient Interface, Nagy ZZ et al, Orv Hetil. 2015 Feb 8;156 (6) :221-5. doi: 10.1556/OH.2015.30089.

レーザー白内障手術は眼科医にとって決して簡単ではない

レーザー白内障手術では、手術の特に重要なプロセスを器機が行うと説明しました。そうすると「レーザー白内障手術は眼科医の技術力を問わず、一定の良好な結果を得られる手術」と思われがちです。しかし、その受け取られ方は正しくありません。なぜなら、レーザー白内障手術を行うためには、それ相応の知識とスキルが必要だからです。私がレーザー白内障手術を始める前に、世界でも類を見ないほどのレーザー白内障手術の豊富な経験を持つオーストラリアのローレス先生のもとで研修をしたことは、先にお話しした通りです。

私はレーザー白内障手術を開始する前に、すでにたくさんの通常の白内障手術を手掛けました。その中には、保険外診療である多焦点眼内レンズによる白内障手術も多数含まれていました。しかしオーストラリアで初めて目にするレーザー白内障手術は、その私にとってもまったく新しいスキルが必要であることを実感させられました。レーザー白内障手術を開始するには、今までの通常の白内障手術にはない考え方や設定が必要なのです。そして、レーザー白内障手術をしても、そのあとに行う超音波乳化吸引術や眼内レンズ挿入は人の目で見ながら、人の手で行います。レーザー白内障手術器機は「自動白内障手術器機」ではないのです。

白内障の手術は、眼科医にとってはたいへん難しく高度なスキルが求められる手術であることは前述しました。しかし実は眼科医にとって、レーザー白内障手術でも同様に高いスキルが求められるのです。

レーザー白内障手術は、人が手で行うがゆえの誤差を最小限に抑え、白内障手術の精度を向上させます。その点では患者さんへのメリットに優れた手術法です。しかしレーザー白内障手術の登場によって、白内障手術が簡単にすむようになったというわけではありません。言い換えるなら、レーザー白内障手術でも、合併症が起こる可能性はゼロではありません。しかし、どんな手術方法でも合併症は避けられないからこそ、より精度の高い手術方法を選択することが重要なのだと考えています。

レーザー白内障手術の器機はどんどんアップデートされている

私のクリニックで導入しているフェムトセカンドレーザー白内障手術器機は、レンズエックスです。

レンズエックスは世界で広く使用されており、２０１４年現在すでに３００台以上ものレンズエックスが使用されています。世界で合計40万人以上の患者さんがレンズエックスによるレーザー白内障手術を受けました。

レンズエックスは、世界中の眼科医からの意見やフィードバックをもとに、定期的にシステムのアップデート（装置の一部やプログラムなどを改良して変更すること）を行っています。私のクリニックでレーザー白内障手術を開始してからだけでも、すでに数回のアップデートが行われています。そのたびに精度が高く、操作性も良くなり、患者さんにとってのメリットが増えています。

ベリオン・システムをレーザー白内障手術と連携してさらに正確に

今までは眼科医の目による目測で位置を判断し、「だいたいこの辺が中央だろう」という予測で位置を決めていました。それはときにあいまいで、安定に欠く部分がありました。しかしその精度を上げる器機が開発されました。眼科医が手術中に見ている顕微鏡に、眼内レンズを固定するべき中心の位置や乱視の角度を表示する器機、「ベリオン・システム（以下、ベリオン）」です。

ベリオンは白内障手術を正確に行うための、いくつかの革新的な機能を持っています。主な機能は、手術中の患者さんの目の角度や位置を正確にガイドすることです。このような外科手術において術者のガイドをする器機をサージカル・ガイダンスと言います。

ベリオンは白内障手術前に、患者さんの目

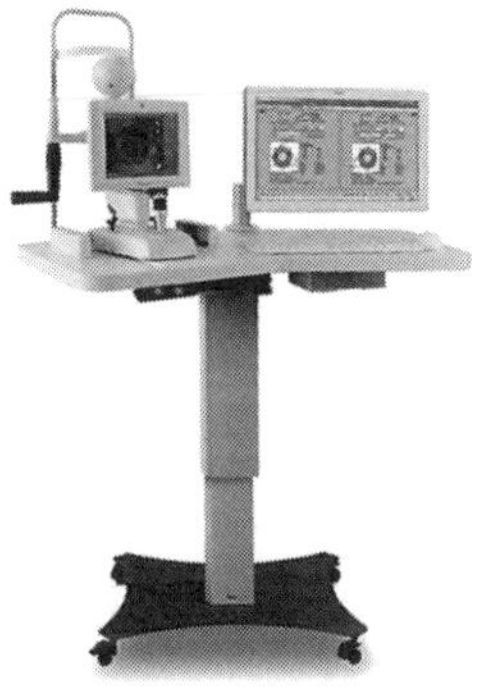

ベリオン・システム
ベリオンを構成する器機のうち、手術前に眼球の特徴や角膜のカーブなどを測定する器機。

を高解像度のデジタル画像で１０００枚以上も撮影し、その目に固有の強膜血管、輪部と虹彩の位置や特徴をとらえます。それぞれの目に固有の特徴である血管の走行や虹彩や模様の認証を行うことにより、眼科医が手術中にそのガイドを見て目の位置や角度を正確に確認することができます。

このようにデジタルで目の位置をマーキングすることをデジタルマーカーと言います。ベリオンによるデジタルマーカーは、眼科医の見ている顕微鏡の患者さんの目の画像の上に、デジタルで解析した目の軸や位置などの画像を重ね合わせて表示することができます。しかもベリオンによるガイドは、最先端のデジタル技術により、患者さんの目が動いたり、眼科医が顕微鏡の倍率を変えたりすると、それに合わせて自動的に変わります。これは素晴らしい画期的な機能です。ベリオンの示したガイドに合わせて手術を行うことにより、眼内レンズの固定の位置や乱視の軸だけでなく、手術で作る角膜の切開創の位置、水晶体前嚢切開の位置や半径まで、より正確に行うことができるのです。

白内障手術では眼内レンズを目の中に固定します。メガネもレンズの中央が一番よく見えるのと同様で、眼内レンズも目の中央の固定が理想的です。眼内レンズの位置は、手術後の見え方に重要で、とくに多焦点眼内レンズではわずかな位置のずれが見え方の低下につながります。

このベリオンは、乱視用の眼内レンズや多焦点眼内レンズのような、より付加価値の高い眼内レンズには、前嚢切開や眼内レンズの位置固定などにより高い精度が要求されるという背景から開発されました。つまりベリオンは、とくに乱視用の眼内レンズや多焦点眼内レンズのような精度の高い手術が要求される場合において、とくにその真価を発揮します。

ベリオンは眼科医の顕微鏡に画像を表示できるだけでなく、目の中の距離や角度の情報をレーザー白内障手術器機・レンズエックスに送ることができます。

レンズエックスはレーザーで角膜、水晶体前嚢を切開します。そのときに事前にベリオンに取り込んだ患者さんの目の特徴のデータをレンズエックスに入力し、レンズエックスの画面での目の画像と重ね合わせることにより、角膜切開や水晶体前嚢切開の位置や角度を正確に設定します。レンズエックスはベリオンと連携することにより、レーザー白内障手術を正確に行うことができるのです。

日本でも最先端の白内障手術を行っているいくつかの病院ではベリオンが採用されていますが、保険での請求ができないためにまだほとんど普及していません。

著者が行っている実際のベリオンを使用した白内障手術の映像

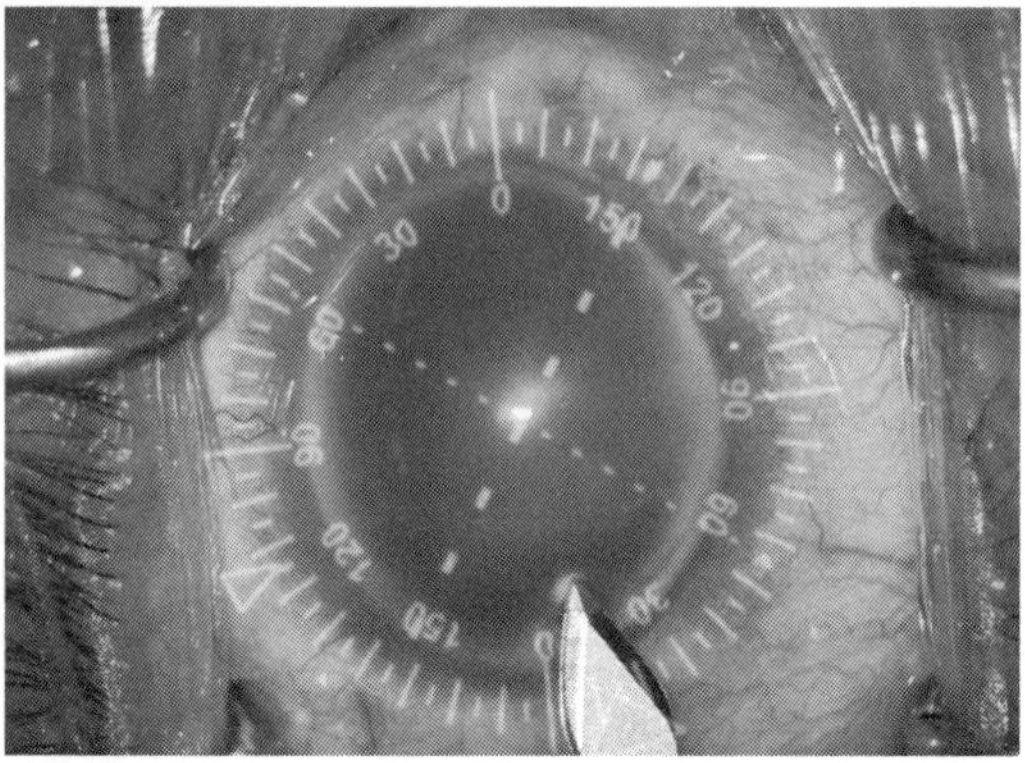

手術前に眼球の特徴をとらえておき、それをもとに手術中に正確に角度を表示することができる。

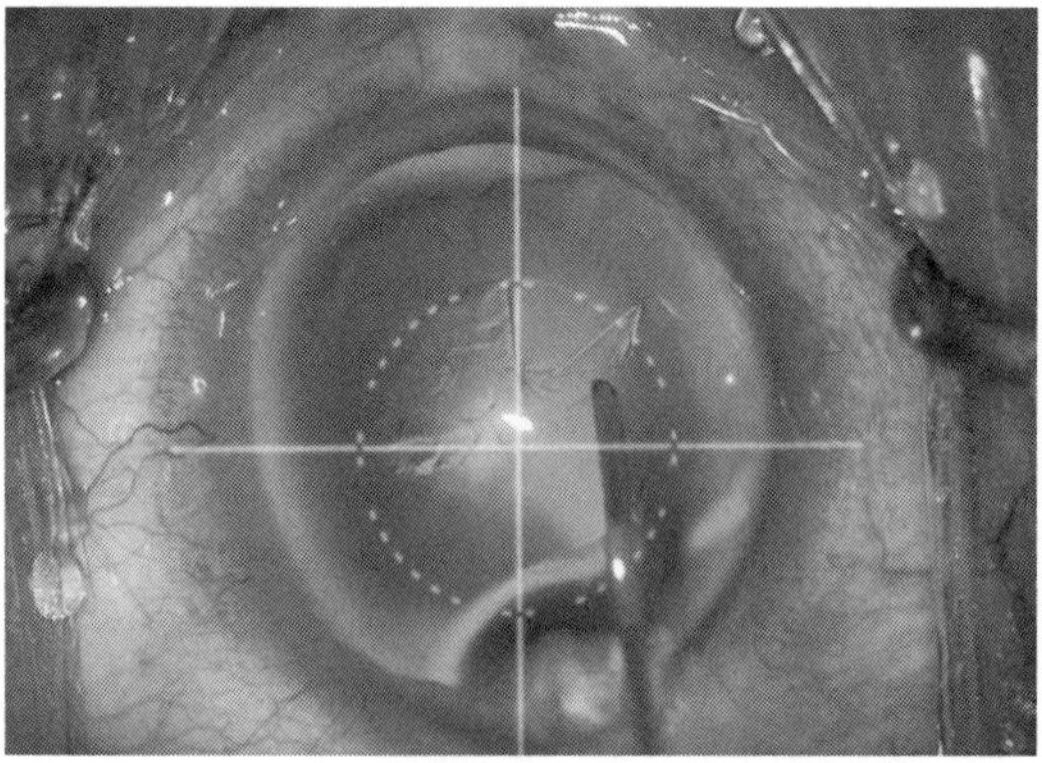

ベリオンで水晶体前嚢切開の位置、半径を表示し、術者はそれを見ながら水晶体前嚢切開を行うことができる。

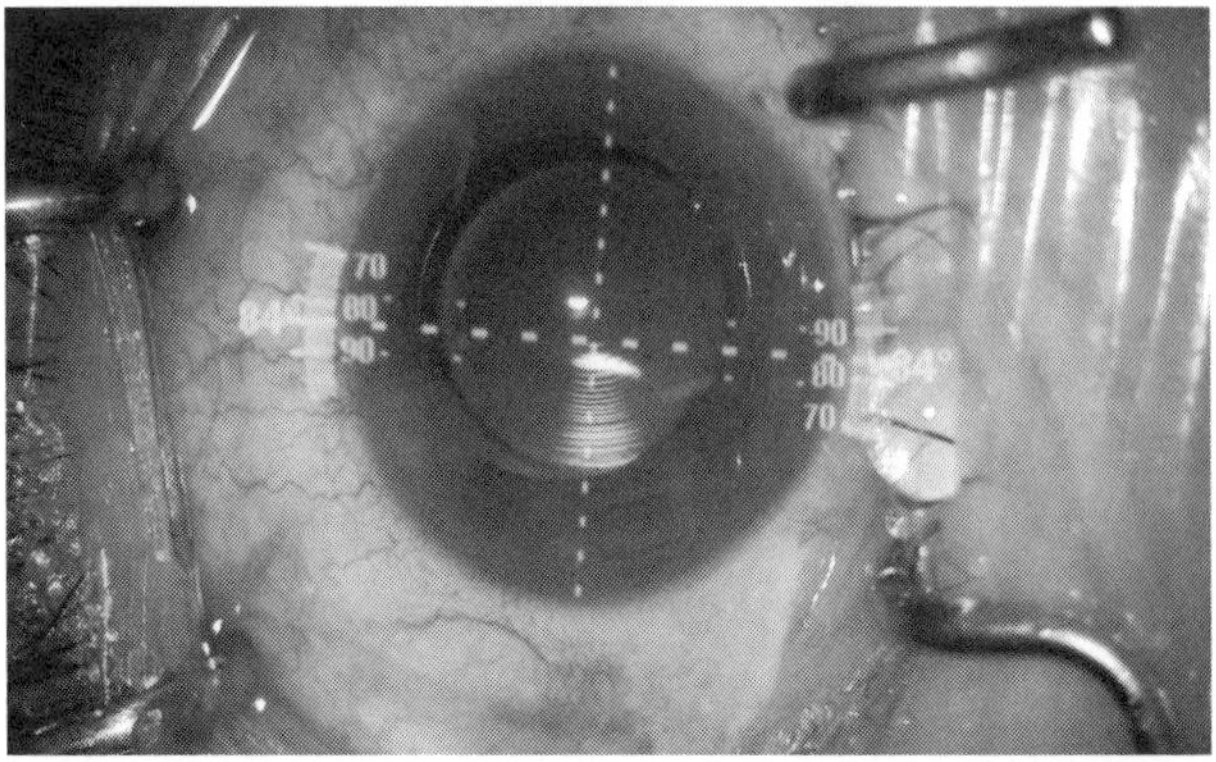

ベリオンで乱視の軸を表示している。術者はそれをもとに乱視矯正用の眼内レンズの軸を正確に合わせることができる。

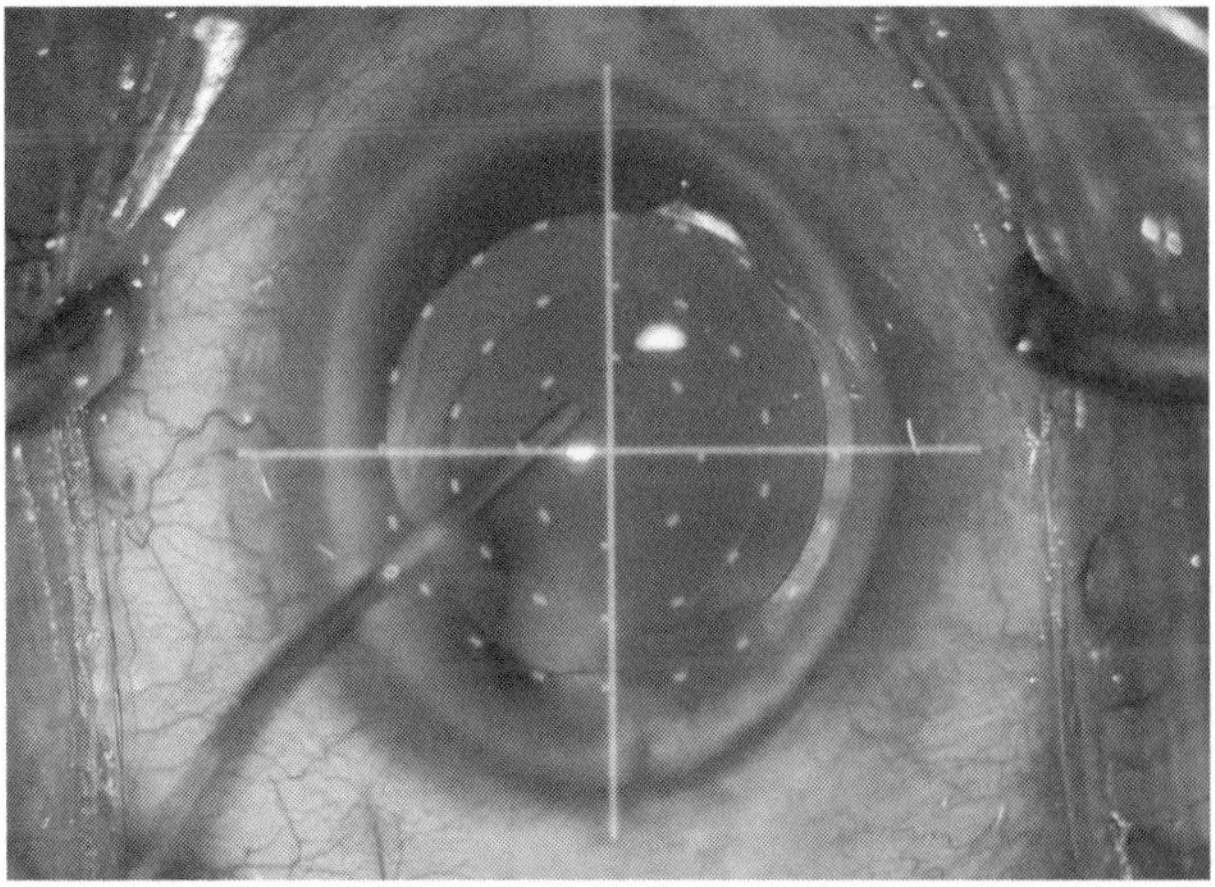

ベリオンで眼内レンズの中心を表示することもできる。

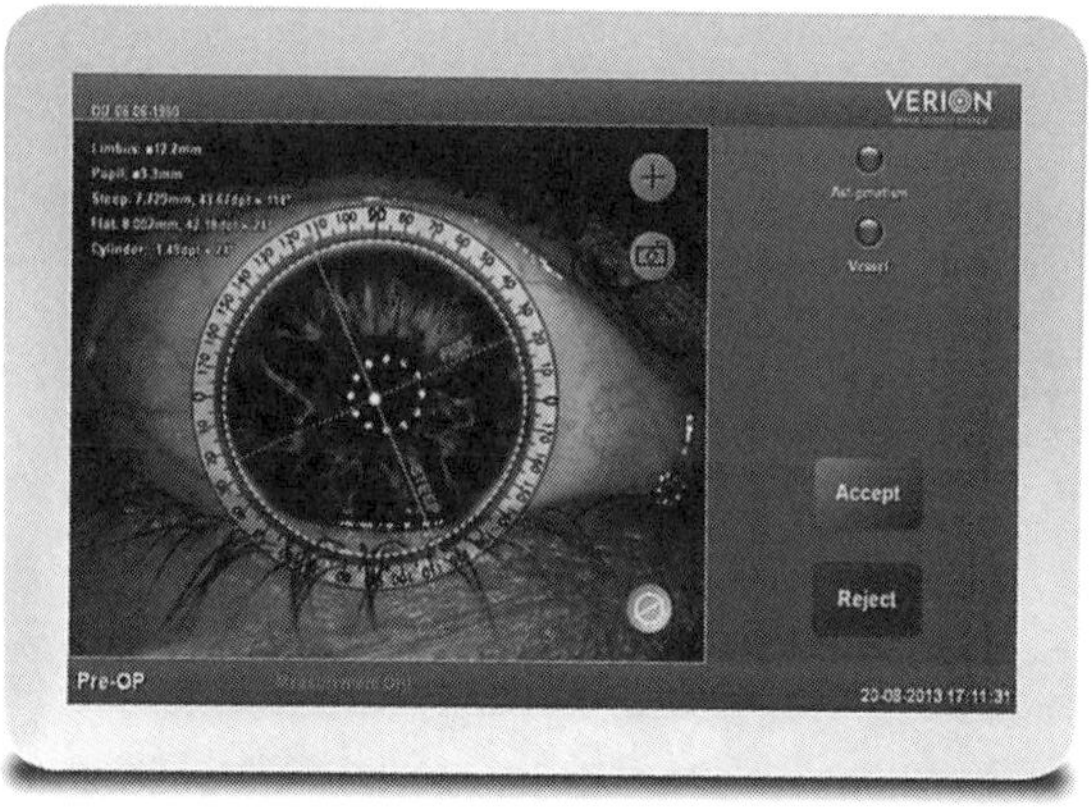

手術前にベリオンで検査しておいた眼球の特徴を検査器機に表示させている様子。

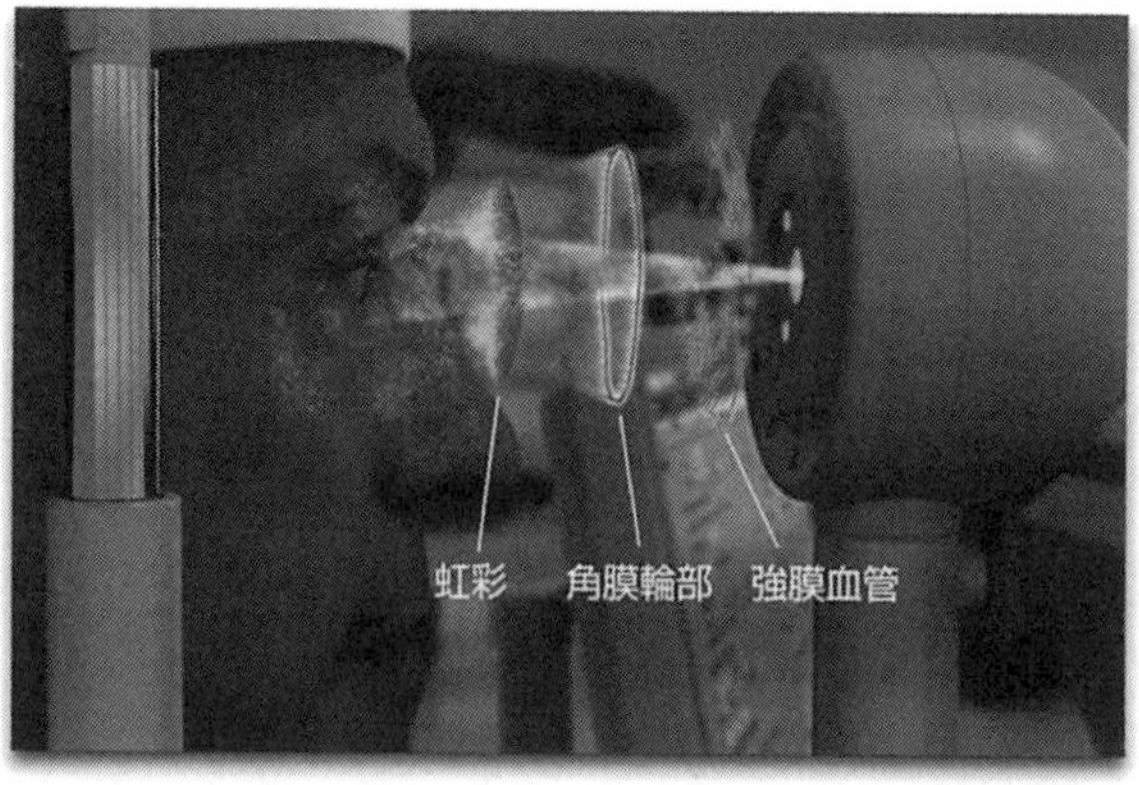

ベリオンは虹彩、角膜輪部、強膜血管などの眼球の特徴をとらえることができる。そのデータを手術室に送り、レーザー白内障手術と顕微鏡で眼球内部の距離や回旋をリアルタイムで計測、表示できる。

ベリオン・システムで乱視用眼内レンズの軸が正確になる

ベリオンよるデジタルマーカーの最も大きなメリットは、乱視用の眼内レンズを挿入して位置を合わせる際に、乱視の軸を手術用顕微鏡上にデジタル画像として示すことができることです。それにより、乱視用眼内レンズの乱視の軸を、患者さんの目の乱視を最も効果的に改善できるように合わせることができます。

乱視は患者さんの目の表面である角膜の歪みによって起こります。その歪みの角度はその目によって異なります。しかし、その軸は手術をする外科医が見ることはできません。したがって、通常の手術であれば、術前に検査した乱視の軸を、手術直前に目測で目印をつけます。目の向きというのはやっかいで、常に上下左右、あるいは回旋する方向に動いている上に、顔の向きによっても変わってきてしまいます。したがって、手術前に術者の目測で目の角度を正確に計測して目印をつけることは難しいのです。乱視を乱視用眼内レンズで精度高く改善するには、目測だけでは不十分です。

しかしベリオンによるデジタルマーカーは、手術前に撮影した患者さんの目の１０００枚以上の高解像度のデジタル画像および乱視の軸を、手術中の顕微鏡による強膜血管、輪部と虹彩の位置や特徴と重ね合わせることにより、手術をしている眼科医の方向から見て乱視の軸がどこにあるのかを表示してくれます。

したがって、従来の眼科医の目測による目印よりも高い精度で乱視用眼内レンズの角度を合わせることができ、より乱視の軽減に役立ちます。

ベリオンによるデジタルマーカーは、レーザー白内障手術の傷口の位置などの精度を上げるだけでなく、患者さんの乱視を治すことにも大きく貢献するのです。

著者はアトピー性白内障へのレーザー白内障手術の結果を海外学会で発表

私は２０１２年6月に日本で最初にレーザー白内障手術を行いました。あれから7年経った２０１９年現在でも、日本ではまだほとんどレーザー白内障手術は行われていません。したがってレーザー白内障手術の日本人患者でのデータはほとんどありません。医学の進歩は、臨床データの蓄積があってこそです。幸運にも私はたくさんのレーザー白内障手術を行いましたので（２０１９年６月現在で２６７９件）、その使用経験で気づいたことについて、意見を出しています。

たとえば日本人では若年者のアトピー性皮膚炎による白内障が大変多く見られます。しかし欧米では稀なのです。私は18歳から50歳代を中心とした若年者のアトピー性皮膚炎による白内障に対して、たくさんのレーザー白内障手術を行い、たいへん有用であることに気づきました。このような経験は世界的にも稀なので、文書による患者さんの同意を得たうえで、２０１７年10月にポルトガルのリスボンで行われたヨーロッパ白内障屈折矯正手術学会（European Society of Cataract and Refractive Surgeons）にて講演をしました*。

それだけでなく、レーザー白内障手術についての学会発表を、国内だけでなく、アメリカなどの海外でも行っています。多くの臨床経験を持つ私がレーザー白内障手術について情報を発信することにより、レーザー白内障手術の進歩に貢献するためです。私が発表したレーザー白内障手術などに関する学会発表については、この本の最後に記載しています。

私は世界の眼科医たちのレーザー白内障手術についてのデータや知識を得ることで、安全にレーザー白内障手術を行っています。その恩返しとして、私からもデータも世界に発信することで、レーザー白内障手術の発展に貢献できると考えています。

＊ K.Yamazaki et al. Efficacy of femtosecond laser-assisted cataract surgery for atopic cataract. 35th Congress of the ESCRS, Free paper session, 9th/Oct/2017.

なぜレーザー白内障手術は保険が利かないのか？

レーザー白内障手術は最先端の医療技術ですが、現時点では保険適用外となっています。

よく患者さんから、「それほどの効果のあるレーザー白内障手術や多焦点眼内レンズが、なぜ保険が利かないのですか？　国が効果を認めていないから保険が利かないのではないのですか？」という質問を受けます。日本はその優れた保険制度により、すべての医療は保険が利いて当たり前、と思い込みがちです。しかし国民皆保険とは、「すべての国民」

が保険で認められた範囲の医療を受けられるシステムです。決して「すべての医療サービス」が保険で受けられる、というシステムではありません。今や世界にはさまざまな最先端医療があります。高額な最先端医療サービスの中には、がんに対する重粒子線や陽子線治療、遺伝子検査、腫瘍マーカー検査など、それまでの治療法や検査法ではとても見込めないほどの高い効果が医学的に認められていても、高額のために日本では保険適用が見送られている治療や検査がたくさんあります。レーザー白内障手術もそのような一つです。効果が認められていなかったり、合併症が多く危険な治療だから保険適用外なのではありません。なお、レーザー白内障手術器機・レンズエックス、およびいくつかの多焦点眼内レンズはすでに国の承認を得ています。

レーザー白内障手術へのありがちな誤解

フェムトセカンドレーザーは今までも、屈折矯正手術（レーシック）や角膜移植手術に利用されてきました。この技術をさらに進化させて白内障手術に応用したのがレーザー白内障手術です。

「知人が10年前にレーザーで白内障手術を受けたと言っている。レーザー白内障手術はもっと昔からあったのでは?」といったようなお問い合わせをいただくことがありますが、レーザーではない別の器機をレーザーと勘違いしていたり、白内障手術ではない眼科治療で受けたレーザー治療のことを指していると思われます。日本で最初のフェムトセカンドレーザー白内障手術は、2012年6月に私のクリニックで行われました。

第2章でお話ししたように、手で行う白内障手術でも、水晶体を砕いて吸引する際には超音波の器機を使います。これをレーザーだと思っていた、という方も多いようです。また、第2章で触れたように、後発白内障の治療にもレーザーが使われますが、こちらはYAGレーザーという種類であり、白内障手術で使われるフェムトセカンドレーザーとは別のものです。その他に、糖尿病網膜症や網膜裂孔などの網膜の病気に対して行う網膜光凝固術を勘違いしている方も多いようです。

2019年現在、フェムトセカンドレーザーの白内障手術器機は国内にまだ数台しかありません。私のクリニックはその中でも、日本で初めてのフェムトセカンドレーザー白内障手術に成功したのち、2923症例のフェムトセカンドレーザー白内障手術を行っています（2012年6月〜2019年9月）。

COLUMN　知っておきたい目の話

増えているドライアイ

「パソコンやスマートフォンで目を酷使していると、将来、白内障になりやすいのですか？」。若い人からこのような質問を受けることがときどきあります。

確かに、長時間ディスプレイを見続けることは、目の健康にとって決して良くありませんが、そのこと自体は白内障の原因にはなりません。目の酷使が目の老化を早めるために、若いうちから白内障にかかってしまうのでは、と心配する人もいるようですが、白内障の発症年代が若くなっているというデータはありません。

白内障の最も大きな原因は、本編でも話したように「加齢」です。60歳を過ぎた頃から発症が増えはじめ、70歳以降が発症のピークとなります。

ただしパソコンやスマホの長時間に及ぶ使用は、ドライアイの大きな要因になります。ドライアイは一般にもなじみのある言葉だと思います。しかしその概念はそう単純ではありません。ドライアイはその名の通り乾き目ということですが、その原因は涙の量が減っているだけだと考えられてきました。しかし現在ではドライアイの中には涙の量が正常でも、まばたきの回数が少ない、あるいは涙の質が悪くなっている例が多いことがわかっています。

パソコンやスマホの画面をずっと見ていると、画面に集中して見入ってしまうために、まばたきの回数が減り、乾きやすくなると言われています。一般的に、人は3～4秒に1回はまばたきをしますが、パソコンなどに集中して見入っていると、10秒に1回程度まで減ってしまうことがわかっています。まばたきはそれ自体が涙を分泌させる他、ワイパーのように涙を角膜全体になじませる効果があります。そのためまばたきが減ると、それだけでドライアイになってしまうのです。

その他に涙の質が悪くなっている人がいます。角膜の上の涙の層には脂の層と水の層があります。この脂の層はマイボーム腺というまぶたの周辺にある腺から出る脂で構成されています。このマイボーム腺が機能不全になると、涙の中の脂の層が減って水分の蒸発しやすい、質の悪い涙になります。近年のドライアイの研究で、このようなタイプのドライアイの人が多く存在することがわかっており、涙の量を増やす点眼薬であるジクアス点眼液（参天製薬）

やムコスタ点眼液ＵＤ（大塚製薬）が開発され、良好な効果が得られています。

また、ドライアイは冬場やエアコンの効いた部屋など、空気が乾燥している環境でも起こりやすくなります。コンタクトレンズの装用も原因になります。一方、外的な要因がなにもなくても、加齢により涙の量が減ったり、下まぶたのたるみで涙を目に十分ためることができず、ドライアイになることも多々あります。

対策としては、パソコンやスマホは30分に1回、5～10分の休憩を取る、加湿器を用いて必要以上にエアコンの風力を上げないで室内の乾燥を防ぐことが挙げられます。

涙の質の悪いタイプのドライアイの場合には目の周りを温めるのが効果的です。タオルに人肌よりやや温かい温度のお湯をかけてしぼり、目の上に5～10分置く方法でもいいですし、薬局で専用のホットマスクが安価で売られていますので、それを利用するのもいいでしょう。

なお、以前は白内障の手術後に一時的にドライアイになることがありました。しかし現在は前述のようなドライアイの点眼薬が発達し、重症化することはごくまれになりました。

第4章

多焦点眼内レンズ

――白内障手術で老眼治療も可能にした革新的レンズ

1 単焦点眼内レンズの限界

老眼のメカニズム

白内障とは、水晶体が混濁したり硬化したりすることによって視力が低下する疾患です。白内障手術では、その水晶体を取り除きます。したがって白内障手術で得られるメリットを知るには、水晶体の働きを理解する必要があります。そもそも水晶体とは目の中でどのような働きをしているのでしょうか？

目は角膜を透過して瞳孔から入った光が水晶体を通過し、網膜に届くことでものを見ています。若年者の水晶体は弾力性があり、周囲の筋肉の力で厚みを変えることができます。水晶体は厚みを変えることで通過する光の屈折の度合いを調整して、水晶体の後方にある網膜に焦点を合わせます。この水晶体の光の屈折の度合いを変える能力を調節力といいます。正常な眼球ではこの屈折が正確に行われることによって、どの距離のものにもぴったりと網膜に焦点を合わせることができます。

若い人の水晶体は、遠くから近くまで広い範囲の距離の変化に対応できるように、十分な調節力があります。しかしその調節力は、加齢に比例して衰えていきます。調節力の低下の原因は、水晶体の硬化や水晶体周辺の組織の機能の問題であると考えられています。若い頃に遠くも近くも見ることができるのは、水晶体に十分な弾力性があって、周囲の筋肉などの力によって厚くなったり薄くなったりと柔軟に変化させることができているためです。ところが加齢によって目の調節力が衰えた状態になると、焦点を合わせることができる距離の範囲が狭くなってしまいます。これが老眼のメカニズムです。

調節力の低下は子供の頃からしだいに始まり、40歳頃から症状が出はじめますが、60歳の頃にはほとんどその機能はなくなってしまいます。

単焦点眼内レンズで老眼は治らない

白内障手術では濁った水晶体を取りのぞき、代わりに人工の水晶体である眼内レンズを挿入します。

先ほど述べた通り、正常の水晶体には、厚みを変えることで焦点を合わせる機能があります。しかし人工の水晶体である眼内レンズは、そのように厚みを変えることはできません。つまり白内障手術後には基本的には焦点を自在に変えることはできないのです。したがって単焦点眼内レンズを使用する通常の白内障手術では、あらかじめ決めた一定の距離でしか焦点が合いません。一般的には単焦点眼内レンズによる手術の場合には遠方に焦点を合わせるので、手元の活字を読むときなどは必ず老眼鏡が必要となります。老眼鏡をかけると今度は遠くが見えにくいので、遠くを見るときにはいちいち老眼鏡をはずさなければいけません。単焦点眼内レンズでは、このような老眼の状態はまったく治らない、ということです。

若い人が単焦点眼内レンズによる手術をすると……

それでは単焦点眼内レンズの手術を受けた場合は、皆さんがたいへんな不便を感じるのでしょうか？　高齢者の手術の場合、単焦点眼内レンズによる手術では調節力が手術前よりも落ちてしまうのか、というとそうではありません。なぜなら、白内障手術を受ける平均的な年齢は60～70歳代ですが、その年齢では目の調節力はほとんどなくなっているからです。

つまりこのような年齢で単焦点眼内レンズによる白内障手術を受けた場合には、手術前と老眼の状態は変わりません。

しかし、若年者が白内障手術を受ける場合には、これはあてはまりません。若年者の場合には手術前には老眼の状態にはなっていないので、単焦点眼内レンズによる手術を受けると、「白内障手術をしたら老眼になってしまった」ということになります。

それでは、そのようなことにならない白内障手術はあるのでしょうか？

多焦点眼内レンズの登場

現在では、前述のような単焦点眼内レンズによる不便さを改善した眼内レンズが開発されています。それが多焦点眼内レンズです。

多焦点眼内レンズとは、ピントの合う範囲が、単焦点眼内レンズと比較して広くなっているレンズです。

単焦点眼内レンズによる手術でも、濁った水晶体をきれいな眼内レンズに置き換えるので、視界はクリアになります。しかし、焦点の調節機能はまったくありません。つまり、「白内障手術をしても、やっぱりメガネのかけはずしからは解放されない」という状態になります。特に若年者の場合には、白内障手術をしたらかえって老眼のような見え方になってしまった、という状況になります。

それに対して、近年開発された「多焦点眼内レンズ」では、遠くと手元の広い範囲の距離にピントが合っています。したがって多焦点眼内レンズではメガネが必要となる場面がほとんどありません。

多焦点眼内レンズでは、さまざまな場面で焦点の合いやすい視力となり、豊かな生活を営むことができます。ここからは、従来からある「単焦点眼内レンズ」と、最先端の白内障治療である「多焦点眼内レンズ」の違いについて詳しくご紹介します。

2 多焦点眼内レンズとは

多焦点眼内レンズでアクティブ・ライフを取り戻す

白内障のせいで目が見えにくくなったことが原因で、外出したり趣味にうちこむなどの行動力が低下してしまう場合があります。白内障手術によって再び見えやすくなると、自らすすんで外出するようになり、ゴルフやスポーツクラブに積極的に通うようになります。家の中でも、それまで見えにくくなっていたテレビやパソコン、本などを見るようになり、たくさんの情報を得ることができるようになるのです。

このような活動性の高い生活を「アクティブ・ライフ」といいます。アクティブ・ライフとは、親しい友人と定期的に食事をしたり、体を動かすスポーツや、洋裁や読書などの趣味を持ったり、といった積極性の高い生活のことを指します。

白内障になり、視力が低下すると生活が引っこみ思案になり、消極的になる傾向がありますが、白内障手術によって再びアクティブ・ライフを取り戻すことができます。「はじめに」で触れた私の母親も、白内障が進行したときには長年通っていたスポーツクラブに行かなくなってしまいました。しかし白内障手術のあとは再び通うようになったのです。

誰にでも、アクティブな、充実した楽しい日々を送る可能性があります。しかし白内障がそれを阻害していることもあるのです。その場合には白内障手術をすることによって若い頃のようなアクティブな、楽しい日々が再び訪れるのです。

本書でこれから紹介する多焦点眼内レンズは、従来の単焦点眼内レンズよりもアクティブな生活を送れるように開発されました。その経緯から海外では多焦点眼内レンズを

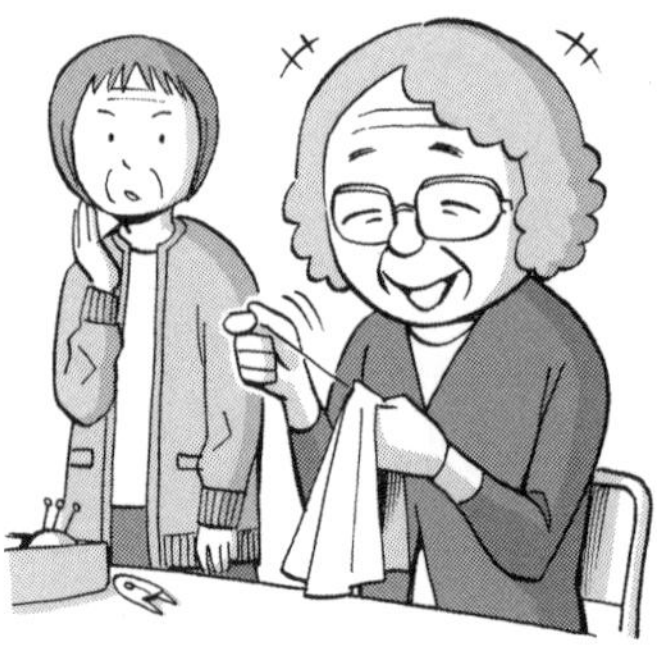

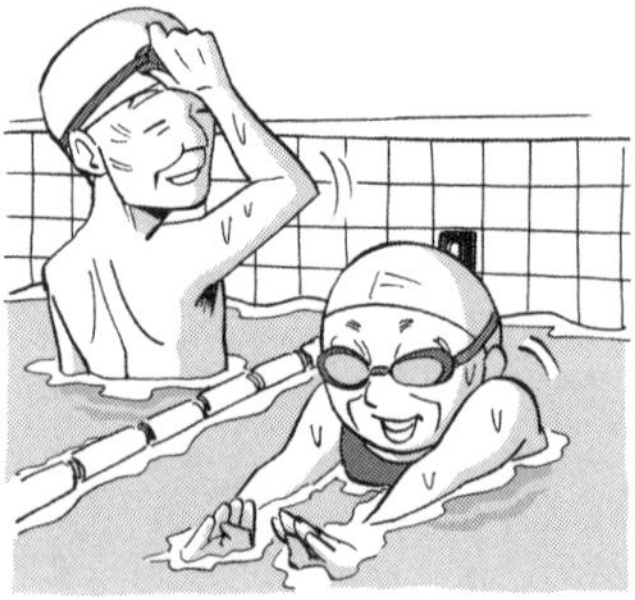

「アクティブ・ライフ・レンズ」と呼ぶこともあります。

見えづらさが理由で遠のいてしまった裁縫、スイミング、ゴルフなどの楽しみを、白内障手術を受けることで取り戻しましょう。

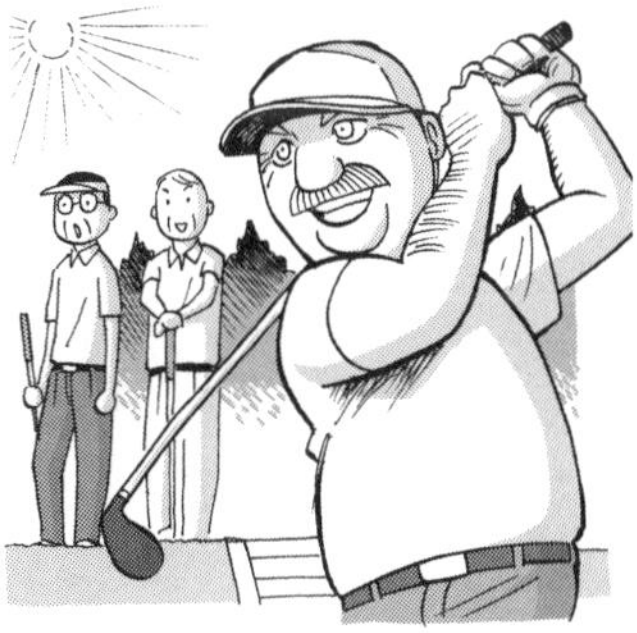

多焦点眼内レンズが日常生活を便利にする

それでは多焦点眼内レンズは、どのように日常生活を充実させられるのでしょうか？

車の運転を具体例に挙げましょう。単焦点眼内レンズを入れて遠くにピントを合わせた場合には、多くの場合にはメガネなしで信号や標識は見えるようになります。ところが、そのままカーナビなどの手元にあるものを見ようとすると、焦点が合っていないのでぼやけてしまいます。かといって、カーナビを見るために近くにピントが合うメガネをかけるわけにはいきません。なぜならメガネをすると遠くが見えなくなるので、運転ができなくなるからです。ならば遠近両用のメガネをかければいいのでしょうか？

いいえ、この場合は遠近両用メガネもあまり役に立ちません。なぜなら近距離の焦点はメガネの下半分にしかないので、正面方向にあるカーナビには距離が合わせにくいのです。単焦点眼内レンズの場合には、同軸上（同じ目線の位置）に遠くと手元の焦点を合わせることができません。「単焦点眼内レンズには遠近両用メガネをかけても解決しない限界がある」ということを理解してください。

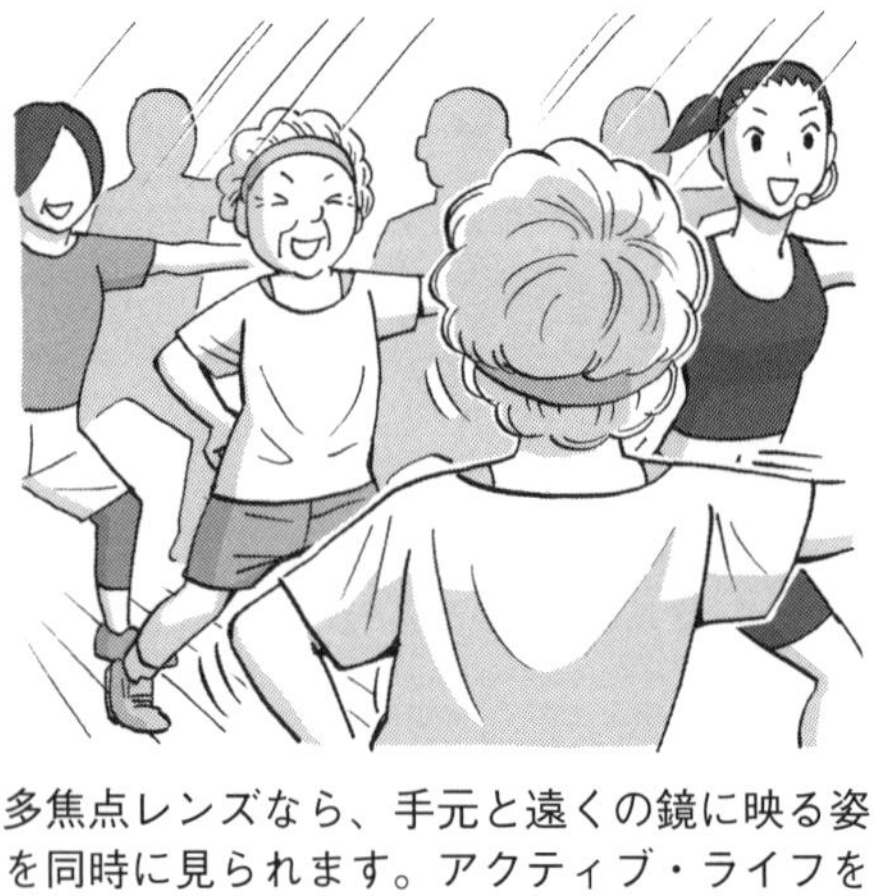

多焦点レンズなら、手元と遠くの鏡に映る姿を同時に見られます。アクティブ・ライフを取り戻しましょう。

瞬時に目の焦点を切り替えることの重要性

自分はもう歳で、車の運転もしないし、メガネをかけて見えればそれでよいので単焦点眼内レンズで十分なのではないか、という考えの方もおられます。しかし、日常生活の中で、遠くも近くも見る必要がある状況に、無意識のうちに直面していないでしょうか。例えばショッピングに行ったときに、とっさに品物の値札や手書きのメモの文字が読めない、あるいは旅行先で歩きながら地図を見たとき、いちいち老眼鏡をバッグから取り出しながら歩くので時間をロスして楽しめない、魚釣りに行ったときにいちいち老眼鏡を取り出さないと釣り糸の仕掛けが見えない、ゴルフのときにホールが終わるごとに老眼鏡を出さないとスコアカードが見えない……。しかし多焦点眼内レンズであれば、このようなとっさのときにも、すぐに見たいものを見ることができます。遠くのものから手元のものへの目の焦点の切り替えを瞬時に行うことができるのです。

私が多焦点眼内レンズをすすめる最大の理由――スケッチの例

もう一つ例を挙げましょう。誰でも子供の頃に遠くの風景を見ながら、スケッチを描いたことがあると思います。そのとき、遠くの木々の葉や枝を描くときに、木の枝と枝の位置関係などが何度見てもわからず、何度も遠くを見ながら、手元で鉛筆で下書きを描いては消した経験があるのではないでしょうか？　そのときを思い出してください。何度も遠くの風景を見て、手元のスケッチブックで絵を描く作業をしていく中で、何十回、何百回と遠くと手元を見返したはずです。そのような作業を単焦点眼内レンズの状態で行うと、非常に効率が悪くなります。

遠くの風景はメガネなしで見えても、手元のスケッチブックが見えないからです。この場合も、カーナビと同様に遠近両用のメガネは役に立ちません。なぜならスケッチブックは真下に置くのではなく、景色と重なるように目線の高さに置くからです。大人になってスケッチを描く人は少ないかもしれませんが、この風景のスケッチのような作業を、老眼になっていない子供時代にはなんの苦もなく行っていたのです。しかし単焦点眼内レンズによる手術では、子供時代のようにはスケッチはできず、メガネをいちいちかけはずしするしかありません。これではスケッチがなかなか進まず、結果的にも絵を仕上げるのに多大な時間がかかってしまいます。

そんな単焦点眼内レンズの問題点を大きく改善したのが多焦点眼内レンズです。多焦点眼内レンズは遠近両用メガネとは違い、目線をどの高さにもっていっても遠くと手元の両方に焦点が合っています。したがって風景をスケッチするような遠くと手元の焦点を何度も瞬時に切り替えなければいけない作業を行うと、圧倒的に効率よく作業を進めることができます。

作業を早く進めることができるだけでなく、多焦点眼内レンズでは、単焦点眼内レンズではできないことができます。一番いい例が先ほど述べたカーナビの例です。もっと詳しく説明すると、ドライバーからカーナビまで

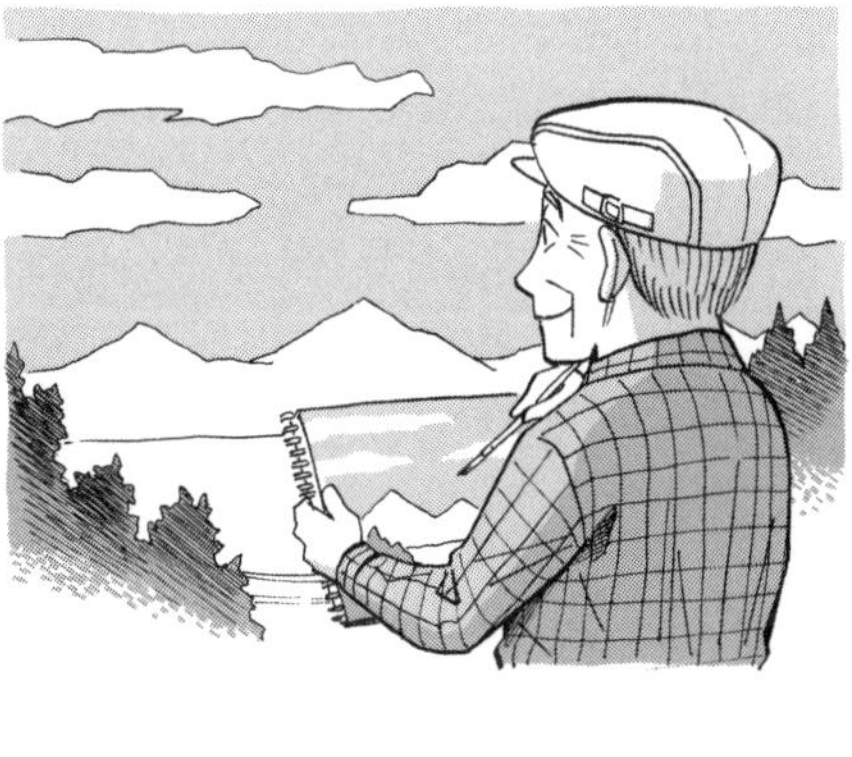

の距離はせいぜい50㎝くらいですので、遠方にしか焦点の合っていない単焦点眼内レンズでは多くの場合はカーナビの文字が読めません。この場合はメガネをかけて見るというわけにはいきません。運転中にカーナビを見ようにも、老眼鏡を瞬時に取り出すことはできませんし、カーナビは目線の下にあるわけではないので、手元に合っていない遠近両用メガネでは見えないからです。それに対して多焦点眼内レンズではどの視点でも手元も遠くも見えるので、カーナビも見ることができます。

つまり多焦点眼内レンズでは、単焦点眼内レンズではできないことが可能になるのです。これが私が多焦点眼内レンズをおすすめする一番の理由です。

多焦点眼内レンズは視覚情報を得る効率を上げる

多焦点眼内レンズは常に複数の距離の情報を得ることにより、質の高い視覚情報をより多く得ることができます。人間は常に周りからの情報を得ることで生活しています。その情報は視覚や聴覚、味覚、触覚などの感覚を、目や耳などの感覚器官で得ています。人間の得る情報のうち、視覚情報は80％以上といわれています。しかし単焦点眼内レンズではピントの合っていない距離が多いため、十分な視覚情報を得ることができません。多焦点眼内レンズはより多くの距離にピントが合っているため、たくさんの視覚情報を同時に得ることができます。それによって多焦点眼内レンズでは、より豊かで便利な日常生活を送ることができます。

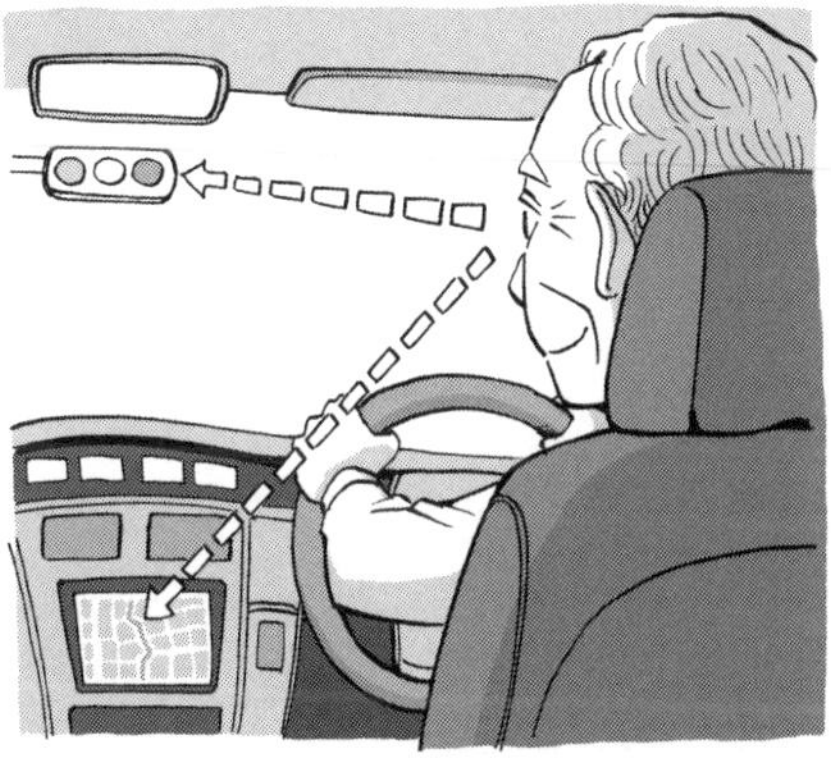

多焦点眼内レンズでは、遠くと近くを同時に見ることができますが、単焦点眼内レンズではそれができません。ドライブ中に遠くの信号と近くのカーナビを同時に見られるのは多焦点眼内レンズだけなのです。

遠くも近くもよく見える多焦点眼内レンズ

多焦点眼内レンズは、遠くにも近くにもピントが合うように設計された遠近両用レンズです。国内では２００７年に承認され、２００８年からは先進医療の対象となっています。遠くから近くまで広い範囲に焦点が合っているので、多焦点眼内レンズを入れた方の多くは、手術後に裸眼で快適に過ごせる生活を手に入れることができています。

眼内レンズは人工物であるため厚みを変えることはできません。まして、距離に合わせて厚みを変えることで自動的にピントを合わせることなどできません。多焦点眼内レンズも例外ではなく、水晶体のようにどの距離でも自在にピントを合わせることはできません。しかし、「光の回折現象」という物理学の理論をレンズに応用し、レンズに入ってくる光を手元と遠くに振り分けることで、広い範囲に焦点を合わせることを可能にしたのです。

多焦点眼内レンズで９割がメガネいらずに

単焦点眼内レンズと、多焦点眼内レンズでの見え方は、次のような違いがあります。遠距離にピントを合わせた単焦点眼内レンズの場合、遠くはよく見えますが手元を確認するにはほぼすべての人が老眼鏡を必要とします。一方、多焦点眼内レンズの場合は、遠くだけでなく手元にも焦点が合っていますので、老眼鏡をかける可能性は非常に低くなります。

実際に、多焦点眼内レンズについての医学論文の多くが、多焦点眼内レンズを入れると、９割以上の人でメガネがいらなくなるという結果を報告しています。例えば以下の参考文献*では、レーザー白内障手術を受け、さらに多焦点眼内レンズを移植した場合には91・67％の患者がメガネを使わなくなった、と報告しています。

レーザー白内障手術と多焦点眼内レンズによる白内障手術を私のクリニックで行い、翌日の診察で「まるで二十歳《はたち》の頃の目に戻ったようです」という多くの喜びの声をいただくことは、まれではありません。私のクリニックでは毎週たくさんの多焦点眼内レンズによる白内障手術を行っていますが、手術翌日の朝にはたくさんの患者さんからこのような声をいただきます。

＊参考文献　Refractive and Visual Outcomes of Different Intraocular Lenses with Femtosecond Laser Cataract Surgery: The Expectation of Independence from Spectacles. Crispim J, Nose R, Yogi M, Nose W. Open Ophthalmol J. 2015 Sep 30;9:145-8. doi: 10.2174/1874364101509010145. eCollection 2015.

多焦点眼内レンズ最大のメリットはメガネがいらなくなることではない

多焦点眼内レンズの重要なポイントは、ただ単に「メガネがいらなくなる」ことではありません。言い換えると、多焦点眼内レンズによる白内障手術は「メガネをいらなくする」ことが最大の目的ではないのです。

例えば乱視がある場合には、多焦点眼内レンズの手術のあとに乱視だけの度数の入ったメガネが必要になる場合があります。その場合にも、（乱視が特別強くなく、特殊な病気などがなければ）遠近両用でない乱視だけのメガネで手元も遠くも、同軸上で見ることができます。したがってそのメガネをかけたまま、車の運転をしながらカーナビを見ることができます。多焦点眼内レンズの手術のあとメガネが必要であっても、多焦点眼内レンズの最大の恩恵は十分に受けられるということです。

「自分は近眼で若い頃からメガネをしているので慣れている。メガネは苦ではないので単焦点眼内レンズでいい」という人がいます。そのような方の中には、単焦点眼内レンズでも、メガネをすれば多焦点眼内レンズと同じような見え方になる、と誤解している人がいます。単焦点眼内レンズの方がメガネをしても、多焦点眼内レンズのように遠くと手元の焦点が同軸上で合っている効率のよい見え方にはならないということをご理解ください。繰り返しますが、多焦点眼内レンズのメリットはメガネがいらなくなることではなく、遠くと手元のものを同軸上で見ることができることです。単焦点眼内レンズでの手術後にメガネをかけても、多焦点眼内レンズのように同軸上で遠くと手元が見えるようにはならないのです。

「今までもメガネをかけたりはずしたりして生活してきたから……」と多焦点眼内レンズの選択に消極的な人もいると思います。しかし本当にそれでいいのでしょうか？　老眼はおおよそ40歳くらいから症状が出はじめます。前述のように、老眼鏡がすっかりなじんでしまった人たちも、老眼の症状が出はじめる40歳以前には、遠くと手元の両方の距離がいつでも見えていたのではないでしょうか？　それがゆっくりと老眼が進行して老眼鏡を作り、いつのまにか今の状態に慣れてしまっただけではないでしょうか？

人は自分の身体の変化に適応するようにできています。それは老眼の進行という変化に対しても同様です。しかし適応できる変化に対しても、治すことができるのであれば積極的に治すべきだと思います。現在は老眼に対しては「多焦点眼内レンズで治す」という選択肢があります。単焦点眼内レンズしかない時代では、他に選択肢はありませんでした。その時代は、患者さんたちは一つしかない単焦点眼内レンズという選択肢に納得するしかありませんでした。しかし、単焦点眼内レンズによる老眼と同じ状態である〝不便〟を解決できる可能性が高い多焦点眼内レンズという選択肢があるのです。せっかくそのような時代に手術を受けるのですから、白内障手術を受けるすべての患者さんたちに、多焦点眼内レンズを積極的に考えていただきたいと思っています。

多焦点眼内レンズは一石〝三〟鳥の手術

白内障の手術を受けることのメリットは、単に「濁った水晶体を取り除いてクリアな見え方にすること」だけではありません。

近視や遠視が強い人は、白内障手術によってそれらを改善し、目の度数を適正化することができます。つまり近視や遠視を治すことが可能です。

他にも、多焦点眼内レンズを使用した場合には、さらに大きなメリットがあります。若い頃の水晶体はピントを合わせる機能を備えていますが、加齢にともないその機能は低下していき、60歳になるとほぼゼロとなります。通常の単焦点眼内レンズでは焦点は一つしかありませんが、多焦点眼内レンズによる白内障手術であれば、遠くだけでなく手元にも焦点を合わせることで、老眼が治った状態にすることが可能です。

つまり白内障手術は、①濁りのないクリアな見え方になる、②遠視や近視を治す、③多焦点眼内レンズであれば老眼も治る、の一石〝三〟鳥のメリットを持つ手術なのです。

あまり知られていませんが、白内障手術では近視や遠視も改善することで、見え方が大きく改善し、生活もたいへん便利になります。またどのような治療でも白内障の進行を止めることはできず、いずれは濁りがどんどん進んでいきます。白内障手術は一度すれば、基本的に一生行う必要はなく、そういう意味では近視や遠視、老眼の度数が強い患者さんが早期に白内障手術を受ける人生へのメリットはたいへんに大きいものと考えます。

多焦点眼内レンズで乱視も改善することができる

乱視とはなんでしょうか？　それについてはっきりと答えられる方はほとんどいないでしょう。乱視と聞くと、ただ漠然と「ものがぼやけて見える」「ものが二重に見える」現象と思っている方が多いと思います。

乱視は、「角膜の歪み」で起こります。乱視の原因ははっきりと分かっていません。角膜の歪みにより、乱視が強い場合には裸眼視力が落ちて、ものがぼんやりと焦点が合わない見え方になったり、二重・三重にだぶって見えたりすることもあります。ただし誤解しないでいただきたいのは、物が二重に見える原因がすべて乱視とは限りません。近視、遠視、あるいは白内障などの病気でも物が二重に見えることがあります。

私は２００８年に自身の実の両親に多焦点眼内レンズによる白内障手術を行いました。私の父には術前に強い乱視がありました。実は当時は乱視用の多焦点眼内レンズはまだなく、乱視の矯正ができない多焦点眼内レンズしかありませんでした。しかし現在では乱視用の多焦点眼内レンズがあります。それによって、乱視のある方でも、かなり乱視を改善することができます。従来からある２焦点の多焦点眼内レンズだけでなく、最新の３焦点眼内レンズでも乱視用があり、そちらも先進医療の認可を受けています（乱視用３焦点眼内レンズについて、詳しくは第４章「パンオプティクスで乱視も治療が可能」を参照してください）。

さらに手術中に乱視用の眼内レンズをより正確に目に固定することで、乱視を正確に軽減させる手助けをするのが「ベリオン・システム」です（ベリオン・システムについては第３章「ベリオン・システムで乱視用眼内レンズの軸が正確になる」を参照してください）。私のクリニックでも、ベリオンを用いていますが、大変に有用なシステムです。今や乱視用の多焦点眼内レンズを正確に入れる最先端白内障手術には必須の技術と言えます。

手元がよく見えることの重要性

情報社会と呼ばれる現代において、「手元の文字がよく見えること」は一昔前より格段に重要性を増していると言っていいでしょう。

スマートフォンやパソコンの普及により、手元の文字の情報がさらに重要な時代となりました。スマートフォンは1人1台の時代で、若い世代はもちろん、年配の方でも使用することが珍しくなくなりました。

しかし携帯電話に表示される文字はかなり小さく、電話がかかってきて、せっかく発信元が表示されているのに、それが読めずに通話ボタンを押している人も多いのではないでしょうか。かといって、いちいち老眼鏡を取り出してから電話に出るのでは間に合わないこともあるでしょうし、なにより面倒です。

特にこの数年で一気に普及してきたスマートフォン、いわゆるスマホの特徴は電話以外の用途がたくさんあるということでしょう。例えばＬＩＮＥ《ライン》という無料のソフトでは、友達や家族と文字のメッセージのやり取りが簡単に素早くできるため、短時間にたくさんのメッセージを送受信することができます。従来のｅメールよりも手軽に速いテンポでやり取りでき、一度に複数のグループで会話することも可能である点も通常のｅメールとは異なります。今や若い人たちに関してはスマートフォンにＬＩＮＥを入れていない人はほとんどいないほど普及していますが、その理由はやり取りのスピードの速さにあります。ＬＩＮＥでは多くの人から頻繁にメッセージが届くので、そのたびに老眼鏡を取り出さなければいけない人は、友人や家族から届くＬＩＮＥのメッセージのやり取りのスピードにはついていけないかもしれません。

パソコンも、一般に広く普及しはじめてから20年ほど経っています。当時企業の主要な戦力だった30～50代が、今は50～70代になっていることを考えれば、パソコンユーザーも高齢化が進み、第一線を退いたとしても家庭で利用している方は多いと思われます。パソコンの画面を見るにもやはり、近くから中間距離に焦点が合っていたほうが便利です。

これだけスマートフォンやパソコンとは切り離せない社会となった現在は、メガネなしで手元が見えたほうが便利な時代になったと言えます。人間が得る情報のほとんどは視覚によって入ってきますが、特に活字や携帯画面の文字を見る機会が増えている時代背景を考えると、手元が見やすくなれば、より便利で効率的になるはずです。

人間が一番多くの時間を過ごすのは自宅、つまり家の中です。家の中では手元の近くを見ることがほとんどです。家の中では本を読む、料理を作る、携帯電話を見ることはもちろん、食事をするときも手元の距離を見ています。手元が見えにくいことは、人生において最も長い時間を過ごす家の中で、多くの情報が見えないことになります。

若い人であればなおさら、遠くだけでなく近くもよく見えることは、社会生活を営む上で確実に有利です。確かに若くして白内障となることは不幸なことですし、白内障手術を受けることはなににもまして心配だと思います。しかし多焦点眼内レンズを使った白内障手術を受ければ、多くは白内障手術を受ける前よりも便利な視界を手に入れることができ、しかもその効果は生涯にわたり続きます[＊注]。長い先の人生を考えれば、白内障が重症となる前に多焦点眼内レンズによる白内障手術を受けるほうが、より大きなメリットを得られるのです。

＊注　多焦点眼内レンズを使用した白内障手術を受けたあとの視力には個人差があります。

多焦点眼内レンズの普及

第4章「多焦点眼内レンズの度数決定には最先端の眼軸計測器機が必要」で述べるように、多焦点眼内レンズの進歩は検査器機の進歩なしにはあり得ませんでした。現在では目の長さを100分の1㎜単位で検査できる器機が開発されたことにより、患者さんの目に合った眼内レンズの度数を以前よりも高い精度で測定することができるようになりました。多焦点眼内レンズの度数選択は単焦点眼内レンズよりも高い精度が要求されるため、この検査器機の開発は、多焦点眼内レンズによる手術を行う上で大きなメリットとなります。

このように、検査器機の発達、レーザー白内障手術の進歩など、多焦点眼内レンズの普及にはいくつもの追い風が吹いています。しかし、日本国内における多焦点眼内レンズによる白内障手術の件数は、白内障手術全体の1％前後とごくわずかに過ぎないのが現状です。多焦点眼内レンズの普及の一番の障壁となっているのは、多焦点眼内レンズによる白内障手術が保険外診療であることです。

多焦点眼内レンズと先進医療

多焦点眼内レンズは保険適用外ですが（２０２３年７月現在）、先進医療の対象になっています。先進医療とは、厚生労働省により定められた公的保険による医療水準を超えた範囲の治療方法のことです。その治療効果や安全性は厚生労働省によって確認されています。

なお、厚生労働省の定める施設基準の要件を満たしていると認定された医療機関のみが先進医療として実施できます。私のクリニックでは、多焦点眼内レンズを使用した白内障手術の技術について、先進医療の施設認定を受けています。先進医療の認定施設では、手術に関わる検査費用などに保険が適用されます。また、各保険会社が用意している先進医療特約などの保険の対象となります。

なお、今後、先進医療および民間保険会社の先進医療特約のシステムは変更、あるいはなくなる可能性がありますので、ご注意ください。

多焦点眼内レンズはなぜ開発されたか

今まで多焦点眼内レンズのメリットをご紹介しました。それでは単焦点眼内レンズで白内障手術をしてしまうと、不十分な見え方にしかならないのでしょうか？　いいえ、決してそんなことはありません。単焦点眼内レンズでも、多くの方は少なくとも遠方か近方のどちらかは見やすくなり、見え方に満足されるはずです。世界的に見ても、白内障手術のほとんどは、単焦点眼内レンズによるものなのです。

それではなぜ多焦点眼内レンズは開発されたのでしょうか？　その答えを一言でいうと、「日常生活がより便利に、効率的になるから」です。

先の「手元がよく見えることの重要性」の項でも著したように、日常生活の中で、常時遠くしか見ないなどという場面はほとんどなく、本や新聞だけでなく、スマートフォンやパソコンなど手元から中間距離を見る機会が年々増えています。多焦点眼内レンズは、そのような時代背景のなかで開発されました。

皆さんは「視力」というと遠くのものの見え方を想像すると思います。しかし眼科クリニックでは、５ｍの距離の視力検査の他に40㎝の手元の細かい文字を見る視力検査もあります。そして手元を見る機会の多くなってきた現代社会では、近方視力も遠方視力と同様に重要視されています。しかし従来の単焦点眼内レンズでは遠方の視力は改善されましたが、近方の視力は期待できませんでした。多焦点眼内レンズは単焦点眼内レンズの弱点だった近方の裸眼視力を上げるために開発されたのです。

単焦点眼内レンズでも焦点を近くに合わせた老眼鏡をかければ、生活に支障はありません。しかし、いちいちメガネをかけはずししなければいけないので、手元と遠くを繰り返し見るには不便を強いられます。言い方を換えると効率の悪い生活になります。

人間の生活の中では、どんな人でもさまざまな距離のものを見なければいけません。例えばビジネスマンの方であれば、会社の会議で、手元の書類を見ながら遠くの距離のプレゼンのスライドを見るような場面があると思います。そのときに単焦点眼内レンズでは遠くと手元を交互に見るときにいちいちメガネをかけはずしするか、遠近両用メガネをかけねばならず、不便です。家で過ごす方にとっても同様です。家のなかにもさまざまな距離があります。テレビ、カレンダーなどは比較的遠方ですし、台所やパソコンは中間距離、新聞や携帯やリモコンは手元の距離です。単焦点眼内レンズの場合には、これらのさまざまな距離を、いつもメガネをかけはずししながら見なければならず、非常に効率の悪い状態といえます。しかし多焦点眼内レンズは、家の中のさまざまな距離に合っており、さまざまな焦点のものが見えやすくなります。

多焦点眼内レンズは手元を見る機会の多い現代社会のニーズに合わせて開発され、例に挙げたビジネスマンや家の中以外にも、さまざまな職種、世代の人たちの日常生活において、たいへん大きなメリットのある眼内レンズです。

多焦点眼内レンズのハローとグレア

白内障手術では、手術がうまくいっていても、手術直後にやや見えにくい感じがする場合があります。

白内障の手術では濁った水晶体が取りのぞかれて人工の透明な眼内レンズに置き換わります。それにより白内障による光の乱反射がなくなり、目の度数が変わります。

目からの光の情報、つまり見え方を制御しているのは脳です。脳は白内障手術のあと、眼内レンズによって変化した見え方に対応しようとします。しかし何年も白内障の状態だった目の見え方に慣れてしまっているので、すぐには対応できず、手術の直後はまぶしかったり、なんとなく見え方が悪い感覚がある場合があります。しかしこれらは多くの場合、時間の経過とともに改善していきます。脳が眼内レンズでの見え方に上手に対応できるようになるためです。

特に多焦点眼内レンズでは濁った白内障がきれいな眼内レンズに置き換わるだけでなく、老眼も改善して手元から遠くまでさまざまな距離の光が入ってくるために、慣れるのに時間がかかる傾向があります。しかしそれは、多焦点眼内レンズがより高機能であるがためであり、多焦点眼内レンズによる白内障手術の直後、見え方が慣れにくくても心配はいりません。

また、多焦点眼内レンズによる手術の直後、夜間の運転時に対向車のヘッドライトのまわりに光の輪が見えたり（ハロー）、光がにじんで見えたり（グレア）することがあります。これらは多焦点眼内レンズでは、単焦点眼内レンズよりもやや感じやすい傾向にあります。多焦点眼内レンズでは遠方と近方の両方に焦点が合っているため、このような現象を感じやすいと考えられています。

ハロー・グレアのいずれも、時間の経過とともに軽減し、3カ月から1年も経つとほとんど意識しないレベルにまで改善することが多く、大きな問題とはなりません。

さらに、後述する3焦点眼内レンズであるパンオプティクスは、従来の2焦点眼内レンズよりも、ハローやグレアがかなり軽減するように工夫されています。

視覚は脳で情報を受けて処理されます。手術前は、濁って光を十分に通さない水晶体で見ており、脳もその状態に慣れていたわけです。それが、手術で急に新しいレンズに変わったことで、視覚情報の質も変わります。脳が、それまでとは打って変わった明るくクリアな情報に慣れるまで、やや時間を要するのです。

アメリカなどの海外の眼科医は、これらのハローやグレアといった現象を自覚しやすいからといって多焦点眼内レンズを敬遠する理由にはならないと考えています。例えばアメリカは日本と違って広大な国です。高齢の方が自らの車の運転で遠くのスーパーマーケットまで買い物に行くことはざらです。狭い日本に比べ、長時間の運転になるので、帰りには日が落ちて暗くなることも多いでしょう。多焦点眼内レンズでハローやグレアを最も自覚するのは夜の車の運転です。しかしそのアメリカですら、多くの眼科医たちは多焦点眼内レンズのハローやグレアによって夜の車の運転ができない人はほとんどいないと考えています。

なお、多焦点眼内レンズによる白内障手術後には時間の経過にしたがってハローやグレアが改善するだけでなく、視力も手術直後より3カ月〜半年後のほうが多くの場合向上します。

私が行った1400件を超える多焦点眼内レンズの患者さんの中にも、時間の経過とともに次第に手元の視力が向上していく患者さんがいます。これも、脳が新たな視覚情報に慣れることによります。眼の網膜で感じ取った光の信号はいくつかの神経細胞を介して脳の視覚中枢に送られていきますが、慣れないうちは大脳に到達するまでたくさんの神経細胞を経由していく、つまり遠回りをすることがわかっています。

見たものを脳が認識するのに時間がかかるため、見えていないように感じられるというわけです。慣れるほどに、神経細胞による情報伝達はどんどん近道をするようになり、それにともなって見え方も向上するのです。

多焦点眼内レンズが向かない場合

多焦点眼内レンズは、現在では乱視があってもほとんどの症例で使用することができ、かつ単焦点眼内レンズよりもすぐれた見え方が得られる素晴らしいレンズです。しかし、まれに多焦点眼内レンズが向いていないケースがあります。

糖尿病網膜症や加齢黄斑変性に代表される網膜病変があり、さらにそれらが重症な場合や、進行した緑内障の症例では、多焦点眼内レンズをお勧めしないことがあります。これらの疾患ではコントラスト感度が低下します。「コントラスト」とは明暗の違いのことで、コントラスト感度とは、明暗の違いの感度、ということです。コントラスト感度が低下すると、特に暗い場所での視力が低下します。多焦点眼内レンズは十分なコントラスト感度がないと、暗所で手元が見えにくくなります。重症の糖尿病網膜症や緑内障がある場合にはコントラスト感度が低下するので、多焦点眼内レンズの恩恵が十分受けられない可能性があります。したがって、白内障手術の前には必ず糖尿病網膜症など網膜疾患があるかを調べるための精密眼底検査や、緑内障の有無を調べるための検査を行います。ただし糖尿病網膜症や加齢黄斑変性、緑内障があっても、すべてのケースで適応外ということではありません。軽症であれば多焦点眼内レンズの適応となることもあります。

また、乱視の中でも「不正乱視」の場合は、その強さによってはお勧めしないことがあります。不正乱視とは、角膜の歪みが不規則に出ている状態で、メガネによる矯正が難しい乱視です。乱視のほとんどは、角膜の歪みが規則的である「正乱視」です。しかしごくまれに角膜の組織が脆弱である円錐角膜などの疾患のために起こる不正乱視の場合があります。重症の円錐角膜の場合には多焦点眼内レンズは適応になりません。

しかし、これら疾患があるかどうかは眼科専門医で検査、診断を受ける必要があります。いずれにしても自己判断であきらめてしまわず、まずはお近くの多焦点眼内レンズによる白内障手術を行っている眼科クリニックで眼科専門医に相談しましょう。

眼内レンズの度数計算の進歩

眼内レンズの度数は、白内障手術後の視力にとって非常に重要です。眼内レンズはその目ごとに合った度数を計算して決定します。必要なデータは、角膜のカーブと目の長さである眼軸長をもとに計算をします。第４章「多焦点眼内レンズの度数決定には最先端の眼軸計測器機が必要」でも書きますが、眼軸長は光学式生体計測装置で測定します。現在主に用いられている光学式生体計測装置はＯＣＴの技術を利用して１００分の１㎜単位で正確に角膜から網膜までの目の長さを測定することができます。

世界で最も多く使用されている光学式生体計測装置はカールツァイス社製のもので、同社の最新の光学式生体計測装置は高性能なスウェプトソースＯＣＴのテクノロジーを用いて眼軸を従来機よりもさらに正確に測定できる「ＩＯＬマスター・モデル７００」です。白内障手術の中でも、さらに度数選択がシビアである多焦点眼内レンズを使用する最先端の白内障手術を行う場合には「ＩＯＬマスター・モデル７００」は必須の検査器機といえます。さらに従来機では測定の難しかった白内障の進行した場合や固視が不良の場合でも、「ＩＯＬマスター・モデル７００」なら測定できることがあるといわれています。

多焦点眼内レンズの度数決定には最先端の眼軸計測器機が必要

あなたは自分の目の度数を測ってもらったことがありますか?

そう聞かれて、「あるような、ないような……」と考える人もいるかもしれません。しかしメガネ店に行ってメガネを作ったことがある人や、眼科を受診したことがある人なら、一度は目の度数を器械で測定しているはずです。どれがその器械かはわからなくとも、なにやら器械に顎をのせて、「気球が見えますか? 見えたらそこをじっと見ていてください」といわれたことを覚えているのではないでしょうか? それが目の度数計測の器機です。その器械は、「オートレフラクトメーター」といいます。

このオートレフラクトメーターは眼科だけでなく、どのメガネ店さんにも必ず1台はある器械です。メガネの度数を測るには、必ず必要だからです。逆にメガネの度数を決定するには、これさえあれば多くの場合に事足ります。

しかし眼内レンズ選択の際には、オートレフラクトメーターで遠視や近視、乱視を簡単に検査するだけではなく、その他多くの検査を行います。代表的なものが目の長さを正確に測定する光学式生体計測装置です。これは角膜から網膜までの目の長さを１００分の１㎜単位で正確に測定することで、白内障手術で挿入する眼内レンズの計算を行うことができます。以前は超音波で眼軸を測定する器機が主流でしたが、現在では赤外線にて測定する光学式の器機が主に用いられています。

特に多焦点眼内レンズを用いた白内障手術を行うには、眼内レンズの度数計算を行う眼軸の測定には寸分の狂いも許されません。そこで私のクリニックでは、２０１４年12月に光学式生体計測装置であるＩＯＬマスター・モデル７００を導入しました。この器機では、最先端のＯＣＴテクノロジーであるスウェプトソースを用いて眼軸を計測することにより、これまでの器機よりもさらに正確に眼軸を測定することができます。

また、今まで測定しにくかった進行した白内障に対しても正確に測定できます。さらに私のクリニックでは角膜のカーブを精密に検査するために、先進医療である前眼部ＯＣＴ器機・カシアを導入しています。この器械は通常の検査器機で測定できる乱視だけでなく、角膜の全範囲カーブを測定したり、角膜のあらゆる部位の厚みを測定でき、角膜から水晶体までの距離も測定できます。

この前眼部ＯＣＴ器機では円錐角膜などの疾患の鑑別にもたいへん有用なので、白内障手術やレーシック手術の術前検査としてほぼ必須となっています。

レーシック後の白内障手術の特殊性

レーシックを受けた人が白内障の手術を受けようとすると、問題があります。実は、レーシックを受けた患者さんの眼内レンズの度数計算はたいへん複雑で専門的知識が必要なのです。

前項の「眼内レンズの度数計算の進歩」で、最新の光学式生体計測装置は正確に眼内レンズの度数決定を行うことができると説明しましたが、レーシック後の患者さんの場合だけは特別なのです。

レーシックを受けている目は、度数を調整するために角膜の厚みをレーザーで削るなどで変えてしまっています。しかし、一方で、眼内レンズは角膜の厚みが一定であることを前提に度数を計算するので、通常の検査器機を用いた計算式では眼内レンズの度数が大きく目標と違う結果になってしまうことがあり得るのです。

近年、レーシックを受けた目に対して、適切な眼内レンズを選ぶための計算方法が開発されつつあります。しかし実際にはレーシック後の眼内レンズの度数決定にはまだまだ専門的な知識が必要で、実際にレーシック後の患者さんに白内障手術を行っている医療機関は日本ではまだまだ非常に少ない状況です。

特に多焦点眼内レンズの度数決定となるとさらに専門的な知識が必要なので、レーシック後の患者さんに多焦点眼内レンズを使用した白内障手術をおこなっている眼科クリニックはかなり少なくなります。

レーシックは２０００年代から国内での件数が増加し、すでに日本国内では数十万人が受けています。

今の40歳代、50歳代の方で以前にレーシックを受け、白内障となる方はこれから次第に多くなります、したがって、レーシック後の白内障手術での眼内レンズの度数計算についてはたくさんの研究が行われています。

眼内レンズの焦点距離はあくまで目安

インターネット上に氾濫する情報の中に、「多焦点眼内レンズは33㎝、40㎝、50㎝の距離に合った様々な種類のものがあると書いてある。自分は50㎝（あるいは他の距離）に正確に合わせてほしい」とリクエストしてくる患者さんが増えました。インターネットでの記事を読んだ方の中には、あたかも誰でもが１㎝単位で距離を合わせることができると誤解されている方もいるようです。

眼科医としてはぜひ期待にお応えしたいのですが、残念ながら現段階では術後の距離を正確に１㎝単位で合わせることができる、とまでは言えません。眼内レンズによって理論上の焦点の合っている距離は、あくまで目安と考えてください。

確かに現在は複数の多焦点眼内レンズが発売されています。その中には33㎝、40㎝、50㎝など、様々な距離に合わせることを想定してデザインされています。しかしそれはあくまで理論上の話であり、実際に目の中に眼内レンズを入れた場合の距離とは必ずしも一致しないのです。目の構造には個人差がある上に焦点の合う距離には様々な要素があり、手術で同じように同じレンズを入れても、結果の度数にはある程度の差があります。また、眼内レンズの作成度数の単位には間があります。市販の靴のサイズが０・５㎝刻みであるのと同様です。その度数の単位の中で、一番その目に合った度数を選択します。よってすべての人に正確に距離を１㎝単位で合わせることはできません。

しかしそれを聞いてがっかりする必要はありません。その理由は大きく２つあります。まず、第４章「眼内レンズの度数計算の進歩」でも説明した通り、眼内レンズ度数計算の器機および度数計算式の進歩により、ひと昔前に比べてはるかに高い精度で眼内レンズの度数計算を行うことが可能になったことです。もう一つの理由は、白内障手術後には眼内レンズの焦点の合っている距離以外は全く見えないわけではなく、人間の脳にも焦点を合わせる機能が備わっており、見えやすい距離にはある程度の幅があることです。

しかし人間の脳が慣れるには時間が必要なこともあります。手術の直後に少し見えにくい、あるいは手術前とは違った距離に合っている感覚があっても、大半の場合は時間がたつにつれて慣れていきます。

インターネットの眼内レンズの記事には偏りがある

インターネットで眼内レンズの種類による違いの記事を読んで、「この眼内レンズにしてください」と指定される患者さんが増えています。確かにインターネット上で眼内レンズの違いを説明しているサイトがあるようです。しかしこの情報をそのまま鵜呑みにすることは、必ずしも患者さんのメリットにはなりません。インターネット上の情報には大きな偏《かたよ》りがある場合があるからです。どの分野の話題でもそうであるように、インターネット上の情報が必ずしも公平かつ公正であるとは限りません。眼内レンズに関する情報も、多くのインターネット上の情報は偏りがあると言わざるを得ません。

眼内レンズ選択は非常に専門的な要素を含んでおり、眼科医にとっても簡単ではありません。眼内レンズにはたくさんの種類があり、それぞれが特徴を持っています。それを使い分けるのは眼内レンズを専門とする我々のような医師でも簡単なことではありません。多焦点眼内レンズを扱う眼科医たちはその理論を勉強するだけでなく、実際に臨床で多焦点眼内レンズを使用する経験を積むことによって、その患者さんたちのフィードバックを得ることも非常に重要です。よって多焦点眼内レンズによる手術を受けるか迷っている方は、多焦点眼内レンズの経験の豊富な眼科医を受診されることをお勧めします。

インターネット上にあふれる眼内レンズの情報に惑わされてはいけない

ここ数年、インターネットを見て私のクリニックを訪れる患者さんが急速に増えました。インターネットは大変便利な情報源です。他方でインターネット上にあふれる情報に惑わされている患者さんも増えている印象があります。不幸にも信ぴょう性の低い、ときには完全に誤った記事を読んで、多焦点眼内レンズやレーザー白内障手術について誤解をしている患者さんが実際にたくさんいらっしゃいます。

たとえば「多焦点眼内レンズは中間距離が見えにくい」というのが典型的な誤った知識の例です。多焦点眼内レンズは単焦点眼内レンズよりも中間距離の視力に優れています。最新の3焦点眼内レンズであるパンオプティクスはもちろん、従来から使用されている2焦点眼内レンズですら、単焦点眼内レンズよりも中間距離視力は優れているのです。

インターネットによって我々は膨大な量の情報を得ることができるようになりました。インターネット上の情報は玉石混交です。情報化社会に生きる我々は、そのおびただしい量の情報の中から正しい情報だけを選択する必要があります。しかしながら、文章を書いた責任の所在をはっきりさせる必要のない匿名のインターネット上の情報の中から、完全に正しい方法だけを抽出することは不可能と言えます。

しかしそれこそが私が本書を書いた理由でもあります。つまりこの本は私自身が私の言葉で正確な情報に基づいて書いており、責任の所在をはっきりとさせています。私はこの本によって、白内障手術をこれから受けられる方々に直接正しい情報だけを届けることができたと思っています。

一度入れた単焦点眼内レンズは簡単に入れ替えるべきではない

他の眼科クリニックで単焦点眼内レンズを入れた患者さんから頻回に受けるのが、「単焦点眼内レンズを多焦点眼内レンズに入れ替えることができますか?」という質問です。

私がこの著書『人生が変わる白内障手術』を出版してからは、白内障手術を他院で受けた後にこの本を読んだ読者の方からこの質問を受けることが度々あります。

その答えは、「一度入れた眼内レンズを簡単な理由では入れ替えるべきではありません」です。

確かに、一度入れた眼内レンズを取り出すことは、技術的には可能です。しかし、白内障手術の後、眼内レンズは目の中で癒着することによって固定されます。したがって眼内レンズを取り出すときには、その癒着を剝がさねばならず、眼内の組織にダメージが加わります。場合によっては大きな合併症が起こり、その処理をしなければならなくなります。

さらに白内障手術では、通常の眼内レンズは折りたたんで入れ、眼内で開くようになっています。そのため、白内障手術で作成する傷口の大きさは眼内レンズよりも小さい長さですみます。しかし眼内レンズを入れ替える際には、傷口を大きく広げなければいけません。

よって眼内レンズを入れ替えるには、リスクを伴います。よほど大きな理由がない場合には眼内レンズを入れ替えるべきではありません。単焦点眼内レンズでも、よほどの理由がなければ、多焦点眼内レンズに入れ替えることはありません。

多焦点眼内レンズは両目が基本

患者さんからのよくあるお問い合わせの一つに、「以前、ほかの病院で片方の目に単焦点眼内レンズによる白内障手術を受けました。もう片方に多焦点眼内レンズによる白内障手術をすることはできますか？」といったものがあります。片方が単焦点眼内レンズなのだから、もう片方も同じでないとバランスが悪くなるのではないか、という質問です。

まずはっきりとお示ししたいのは、多焦点眼内レンズは両目に挿入することが基本であるということです。

通常の白内障手術の症例では、両目とも手術を同時期に行います。多焦点眼内レンズをご希望の場合には両目とも多焦点眼内レンズを使用します。片目に多焦点眼内レンズを入れても、もう片目が単焦点眼内レンズでは、片目しか手元（あるいは遠方）に焦点が合っていないため、十分な視力が得られません。つまり片目だけ多焦点眼内レンズにしても、その多焦点眼内レンズの性能が活かされないからです。

しかしすでに片方の目に単焦点眼内レンズが入っていても、多くの場合はもう片方の目に多焦点眼内レンズを入れることはできます。両目とも単焦点眼内レンズよりも、片方だけでも多焦点眼内レンズの方が、よりよい見え方を得られることがほとんどです。（もちろん症例によっては白内障以外の疾患の有無や、単焦点眼内レンズ挿入を行った目の状態によって、もう片方に多焦点眼内レンズが入れられない場合もあります。）

今まで話してきた通り、単焦点眼内レンズはピントの合う範囲が狭く、手術前より見えるようになったとはいっても、その改善幅には限界があります。視覚情報は左右それぞれの目から得たものを脳で統合し、一つの像として認識しますから、片方が単焦点でもう片方が多焦点でも見え方に問題が起こることはほとんどなく、むしろ見える距離の幅が広がるのです。私は、片方が単焦点眼内レンズの人こそ、もう片方は積極的に多焦点眼内レンズを検討すべきであると考えています。すでに片方は見え方に限界があるので、もう片方を能力の高い多焦点眼内レンズにすることで補い、総合的な見え方の改善を底上げできるからです。

実際に、他院で片方に単焦点眼内レンズを入れた後、もう片方に多焦点眼内レンズを入れた患者さんのほとんどが、多焦点眼内レンズの方が見え方が良いとおっしゃっています。違和感を訴える方は稀です。ただし、このような状態は、第4章「一度入れた単焦点眼内レンズは簡単に入れ替えるべきではない」で述べたとおり、眼内レンズを入れ替えるにはリスクがあるための妥協の結果です。疾患がある場合や、すでに他院で単焦点レンズが入っているなどの特別な場合を除いて、はじめから計画的に片目ずつ単焦点と多焦点眼内レンズを入れることはありません。多焦点眼内レンズは両目に使用することが基本です。

レーザー白内障手術なら多焦点眼内レンズの位置や傾きが正確に

眼内レンズに傾きやズレが生じると、それが視機能に影響を及ぼす可能性があります。とくに多焦点眼内レンズは、外から入ってくる光を振り分けることで、遠くにも近くにもピントを合わせることができます。その仕組みは単焦点眼内レンズよりも複雑です。そのため、多焦点眼内レンズの手術では、レンズの傾きや位置決めが重要だと言われています。

しかしフェムトセカンドレーザー白内障手術では、眼内レンズの位置ずれや傾きが少ないことが医学的に証明されています*。つまり、多焦点眼内レンズの機能を最大限に発揮できるということなのです。多焦点眼内レンズの機能を引き出すには、精度の高い切開のできるレーザー白内障手術が有用です。私は現在、多焦点眼内レンズによる白内障手術には、基本的にレーザー白内障手術を行っています。

＊参考文献　Kinga Kránitz et al. Intraocular Lens Tilt and Decentration Measured By Scheimpflug Camera Following Manual or Femtosecond Laser-created Continuous Circular Capsulotomy. J. Refract. Surg. 2012;28(4):259-263.

３焦点眼内レンズの構造の工夫

3焦点眼内レンズは2焦点眼内レンズに比べて、焦点を合わせるのに使える光の量を増やすよう工夫されています。その増えた分の光を、従来の2焦点眼内レンズでは焦点の合いにくかった中間距離に合わせています。3焦点眼内レンズは2焦点眼内レンズに比べ、遠方や近方の視力は同等です。したがって3焦点眼内レンズは2焦点眼内レンズに比べて大きなデメリットがありません。つまり3焦点眼内レンズは2焦点眼内レンズに比べて総合的に優れていると言えます。したがって、私のクリニックでは、「今最も優れた眼内レンズを使用してほしい」というご要望の方には、基本的に3焦点眼内レンズをおすすめしています。

特殊な眼内レンズ・シンフォニーの特徴

現在では様々な新しいタイプの多焦点眼内レンズがどんどん開発されています。その代表的なものが「焦点深度拡張型レンズ（ＥＤＯＦレンズ）」と「３焦点眼内レンズ」です。「ＥＤＯＦレンズ」とは「焦点の合う幅を広くする多焦点眼内レンズ」という意味の英語の頭文字をとった名称です。この本では「焦点深度拡張型レンズ」とします。国内で認可を受けている焦点深度拡張型レンズは「シンフォニー」という商品名です。

現在使われているすべての多焦点眼内レンズは大きく分けて、「2焦点」と「3焦点」の2種類に大別されます。わかりやすく2焦点眼内レンズ、3焦点眼内レンズと言います。シンフォニーは基本的に2焦点眼内レンズに含まれます。

従来の2焦点眼内レンズは、遠方と近方に焦点を合わせていました。それに対し、シンフォニーはその焦点距離を遠方と中間距離に合わせ、近方には焦点が合っていません。つまり従来の2焦点眼内レンズに比べて中間距離が見やすくなったことと引き換えに、手元の見え方のクオリティーはやや劣るという特徴があります。

したがってシンフォニーは従来の2焦点眼内レンズに比べて、離れた距離のデスクトップのパソコンや楽譜などの中間距離こそ見やすいのですが、新聞や本を読む時のような近方を見るときには、むしろ従来の2焦点眼内レンズや最新の3焦点眼内レンズ・パンオプティクスよりも高い確率で老眼鏡が必要となります。

タイプ別に考えると、シンフォニーは楽譜などを見る機会が多い方や、もともと老眼鏡をかけている方、手元の文字はあまり読まない方に向いています。それに対し、メガネから完全に解放されたい方、今まで手元を見るときに老眼鏡をかけていない方、もともと近視の方には不向きです。

多くの多焦点眼内レンズ希望の方はメガネから完全に解放されることを望みますので、このような方にはシンフォニーは良い選択肢ではありません。シンフォニーを希望される場合には、そのことを十分に理解されている必要があります。

焦点深度拡張型レンズ（シンフォニー）と3焦点眼内レンズの比較

焦点の合う幅を広くする多焦点眼内レンズである焦点深度拡張型レンズ（またはEDOFレンズ）も3焦点眼内レンズ同様、比較的新しく開発された眼内レンズです。シンフォニーは2焦点眼内レンズの一種ですが、従来の2焦点眼内レンズに比べてハローやグレアといった光の現象が少ないと言われています（ハローやグレアについては第4章「多焦点眼内レンズのハローとグレア」を参照してください）。

この焦点深度拡張型レンズは典型的な2焦点眼内レンズで焦点の合いにくかった中間距離に焦点が合いやすいというメリットがあり、パソコンを使う作業の多い人を対象として開発されました。実際に私のクリニックで焦点深度拡張型レンズを入れた患者さんからは、楽譜やパソコンが見やすくなったとの評価を得ています。しかし焦点深度拡張型レンズは中間距離が見やすくなったことと引き換えに、典型的な2焦点眼内レンズに比べて手元の焦点が合いにくいという特徴があります。よって細かい文字を読むときには眼鏡が必要となる可能性は、むしろ高くなります。焦点深度拡張型レンズを希望される場合には、そのことを十分に理解されている必要があります。

著者の研究「2焦点と3焦点の眼内レンズの比較」の学会発表

比較的新しい多焦点眼内レンズである焦点深度拡張型レンズは、典型的な2焦点眼内レンズに比べて中間距離は見やすいものの、手元の距離は見えにくいことをご説明しました。それでは3焦点眼内レンズの中間距離と手元の距離の視力はどうでしょうか？

私たちのグループが行った臨床研究では、3焦点眼内レンズは中間距離が2焦点眼内レンズよりも優位に見えやすい上に、手元の距離は2焦点眼内レンズと同等に見えることがわかりました。遠くの距離の視力は両レンズの比較で差はなく、どちらも良好な視力でした。3焦点眼内レンズでは、術後に眼鏡が必要となる可能性も2焦点レンズよりも少ないこともわかりました。

つまり私たちの研究では、3焦点眼内レンズは2焦点眼内レンズよりもメリットが大きく、デメリットのない、非常に優れた眼内レンズであることがわかりました。

私たちはその研究結果を２０１７年に国内最大の眼科学会にて発表しました。*

＊　山﨑健一朗他、「加入度数の異なる2種類の2焦点眼内レンズおよび3焦点眼内レンズの視機能の比較」第71回日本臨床眼科学会総会・一般講演68－2

COLUMN　**小林よしのりさんの漫画『目の玉日記』②**

白内障手術で色も鮮やかに蘇る

白内障になったからといって、ものが白く見えるわけではないことは本編でお話ししました。それでは白内障が進行すると、どのような色合いに見えるのでしょうか？　まず、白内障が進むにつれて色の判別がしにくくなります。そして全体が黄色っぽく見えるようになります。私たちが視覚で認識できる可視光線は、波長の長さによって赤・橙・黄・緑・青・藍・青紫の7色に分けられます。健康な水晶体であれば、どの波長も透過して、網膜から視神経を通り、色として知覚されます。

ところが、白内障になり水晶体が混濁してくると、可視光線の全域にわたって透過率が落ち、特に波長の短い青系の光を通しにくくなります。相対的に赤やオレンジ、黄色といった波長の長い光の透過が多くなるため、網膜には黄色っぽい像が結ばれる、というわけです。

先述の小林よしのりさんの漫画『目の玉日記』（小学館）では、漫画家である小林さんが白内障手術の後に私に直接こうおっしゃっていました。

「ユリの花の花びらの先は白いけど、その根元が少し黄色くなっているでしょう？　手術の前はあれが全部真っ白だと思っていたけど、手術の後に色が微妙に白から黄色にうつりかわっているのを見つけて驚いた」と。

このお話はいかに白内障によって色の判別がしにくくなるかを物語っています。つまり白内障では微妙な色合いの違いがわかりにくくなり、違う色でも同じ色に見えてしまうのです。喩えて言うなら、白内障手術後と手術前の見え方の違いは、たくさんの種類の色の絵の具でさまざまな色を使い分けて描いた鮮やかな絵と、少ない種類の色の絵の具で描いた絵の違い、というところでしょうか。

この違いについては小林よしのりさんが漫画『目の玉日記』で詳細に、表現力豊かに描いています。とても説得力のあるお話です。

3　3焦点の多焦点レンズの登場

新たに開発された3焦点の多焦点眼内レンズ

多焦点眼内レンズは現在、複数のメーカーから様々な種類のものが出ています。2007年に日本で最初に多焦点眼内レンズが認可を受けたときには2つの2焦点眼内レンズのタイプだけだったのが、近年は数種類のタイプが認可を受けています。その中には様々な異なった距離に焦点が合っているものがあり、患者さんの生活やニーズに合わせて選択できるようになりました。

現在、最も機能性の高い眼内レンズとされているのが3焦点の多焦点眼内レンズです。2019年にはパンオプティクスという3焦点眼内レンズが国内でも認可を受けました。このパンオプティクスは乱視を改善することもできます。

こうした眼内レンズの情報は、インターネットで検索するとたくさん出てきます。勉強

単焦点、多焦点レンズの特徴

	特徴
単焦点	・ピントが１カ所のレンズ。老眼や近眼、遠視は治せない ・保険適用
多焦点 （２焦点）	・ピントが遠くと手元に合うレンズ ・先進医療の対象 ・乱視矯正が可能 ・グレア、ハローが単焦点より出やすい ＊グレア（夜間に強い光をまぶしく感じる）、ハロー（夜間に光の周辺に輪がかかって見える） ・保険適用外 ・先進医療特約は適用（2019 年現在。将来は変更の可能性あり）
多焦点 （３焦点）	・ピントが遠くと手元と中間に合うレンズ ・２焦点眼内レンズと比べて中間（70cm 位）にも焦点があるため、パソコンやカーナビなど少し離れた距離も見やすいレンズ ・保険適用外 ・先進医療の対象（パンオプティクス）（2019 年現在。将来は変更の可能性あり） ・乱視矯正が可能 ・グレア、ハローがあるが２焦点よりやや少ない

熱心な患者さんの中には、あらかじめ時間をかけて情報収集をし、「このレンズを使って欲しい」と医師に希望を伝える人もいらっしゃいます。しかし、インターネットの情報量には限りがあります。インターネット情報を読んで「これがいい」と思ったレンズが、必ずしもご自身の目の状態や生活に合うとは限りません。

患者さんにとって最適な多焦点眼内レンズのタイプは、年齢、もとの目の近視や遠視の度数、乱視の有無、車の運転をするかといった生活スタイル、趣味の性質（例えば編み物をする、楽譜をみる）、仕事の内容（細かい数字を見るか、暗所での作業があるか）など、さまざまな要件を考慮し、多焦点眼内レンズを使用した白内障手術を多数行った経験を持つ眼科専門医と相談して決めるのが最良の方法です。

中間距離もよく見える
3焦点の多焦点眼内レンズ・パンオプティクス

多焦点眼内レンズは日本では厚生労働省の認可を受けた２００７年ごろから使われ始めました。そのころの多焦点眼内レンズは手元と遠くの２つの距離だけに焦点が合っている、

2焦点眼内レンズでした。多くの患者さんはメガネが不要となり、たいへん高い満足度でした。

2焦点の多焦点眼内レンズの場合の手元の焦点は33～40㎝くらいに合っています。それでは2焦点の眼内レンズではどのように中間距離を見ているのかというと、中間距離は手元と遠くの光を合わせて見ていると言われています。実際に2焦点の多焦点眼内レンズと保険適用である単焦点眼内レンズの中間視力を比べると、2焦点レンズのほうが中間視力も良好です。とはいえ、焦点がしっかりと中間距離に合っているわけではなく、遠くの視力や手元の視力に比べて中間距離はやや低い傾向にありました。

しかし現在では手元と遠くだけでなく、中間距離にも焦点の合っている3焦点眼内レンズが開発されました。それがパンオプティクスという多焦点眼内レンズです。パンオプティクスは、手元は約40㎝、中間距離は約60㎝に焦点が合っています。それにより、今までの2焦点の多焦点眼内レンズに比べて日常生活での見え方がさらに改善しました。2焦点レンズから3焦点となって最も改善した点はパソコンを見る距離です。

近年では若い人だけでなく、高齢者の方でもパソコンを使ってインターネットで情報を得ている方はめずらしくありません。10年前には70歳でインターネットを日常的に見てい

2焦点レンズと3焦点レンズの焦点の比較

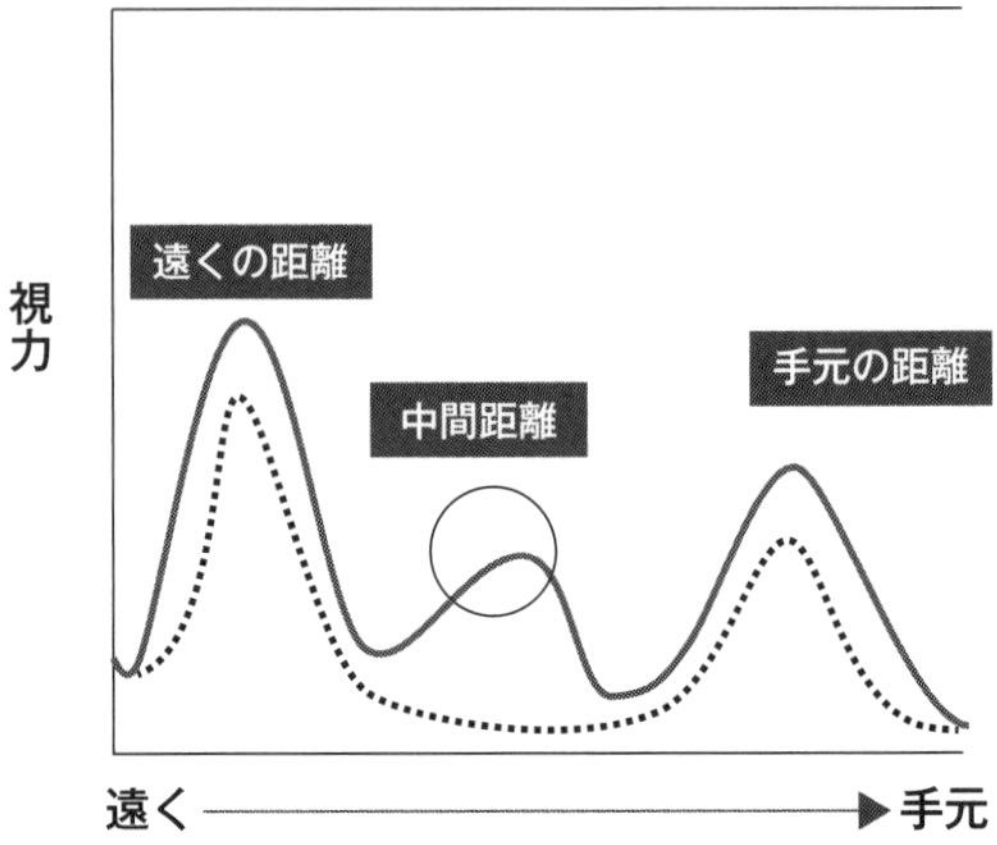

——3焦点眼内レンズ　……通常の2焦点眼内レンズ

焦点が合っているほど見やすくなる。縦軸は上にいくほど見えやすくなり、横軸は距離を示している。左側が遠距離、右側が近距離、真ん中が中間距離である。2焦点レンズも3焦点レンズも、ともに遠くも手元も焦点が合っているが、中間距離は3焦点レンズのほうが見えやすいことがわかっている。

る方はめずらしかったと思いますが、今はめずらしくないのです。3焦点眼内レンズはそういったニーズに応えるために開発されました。

　私のクリニックでも、パンオプティクスと乱視用パンオプティクスを合わせて300症例以上に使用し、良好な結果を得ています（2019年12月現在）。

２焦点眼内レンズと３焦点眼内レンズの見え方のシミュレーション①

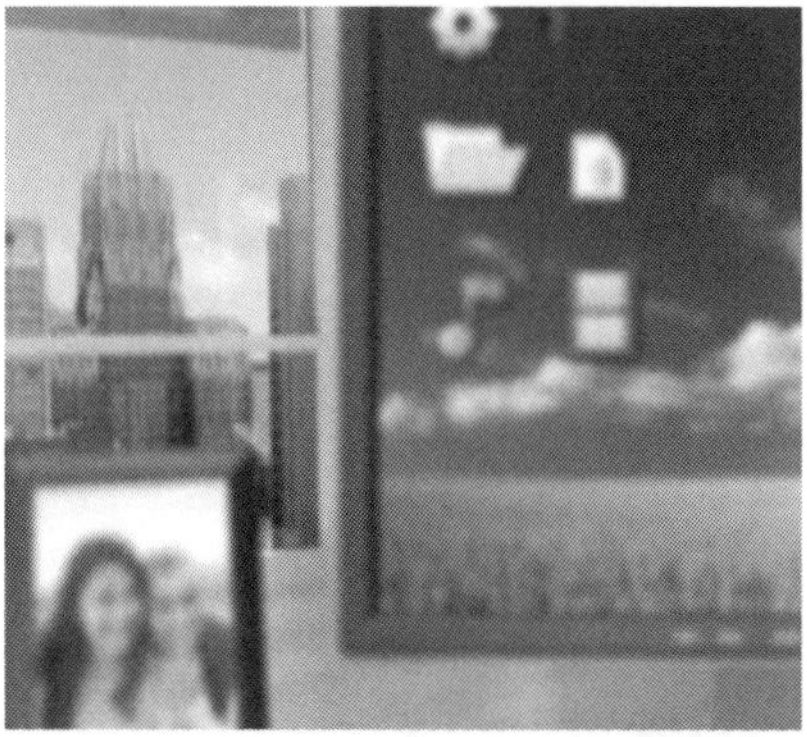

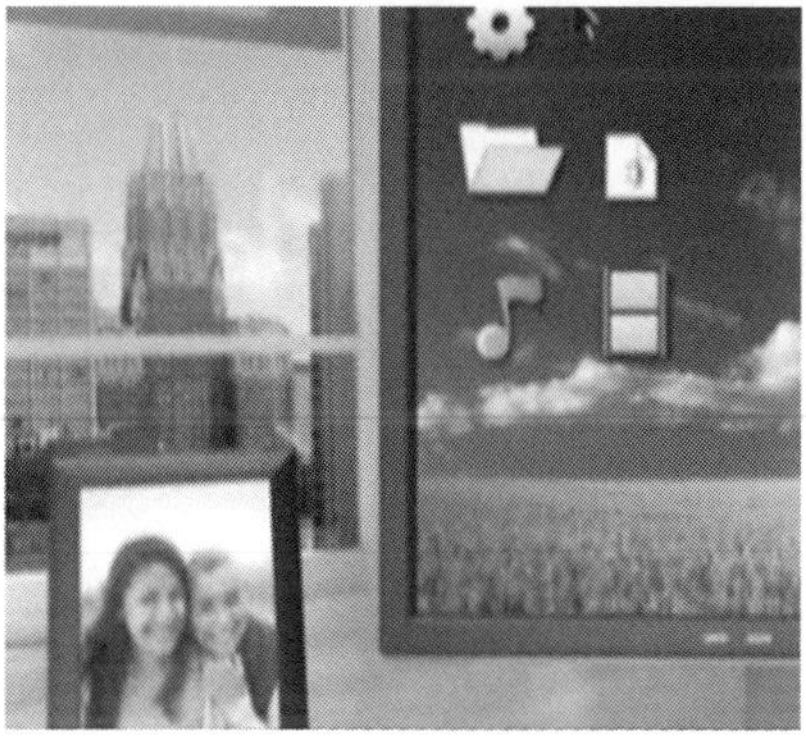

上：通常の２焦点眼内レンズ、下：３焦点眼内レンズ
パソコンの作業は中間距離の代表。２焦点眼内レンズではこの距離にはぴったりと焦点が合っていないので見えにくい場合があったが、３焦点レンズではこの距離にも焦点が合っているので、パソコンがより見やすくなった。

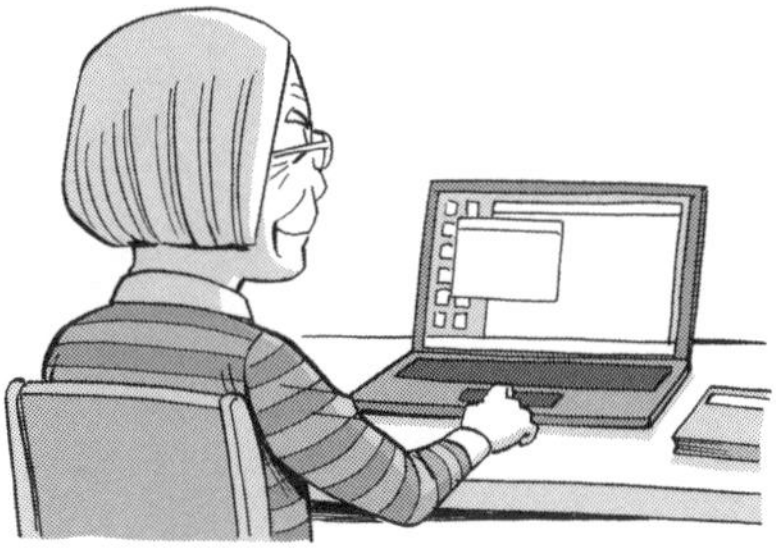

2焦点眼内レンズと3焦点眼内レンズの見え方のシミュレーション②

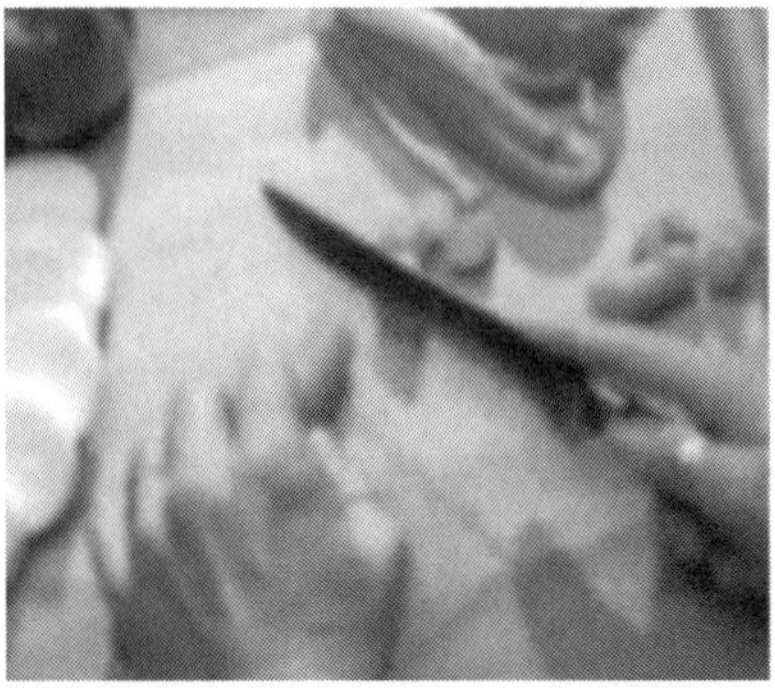

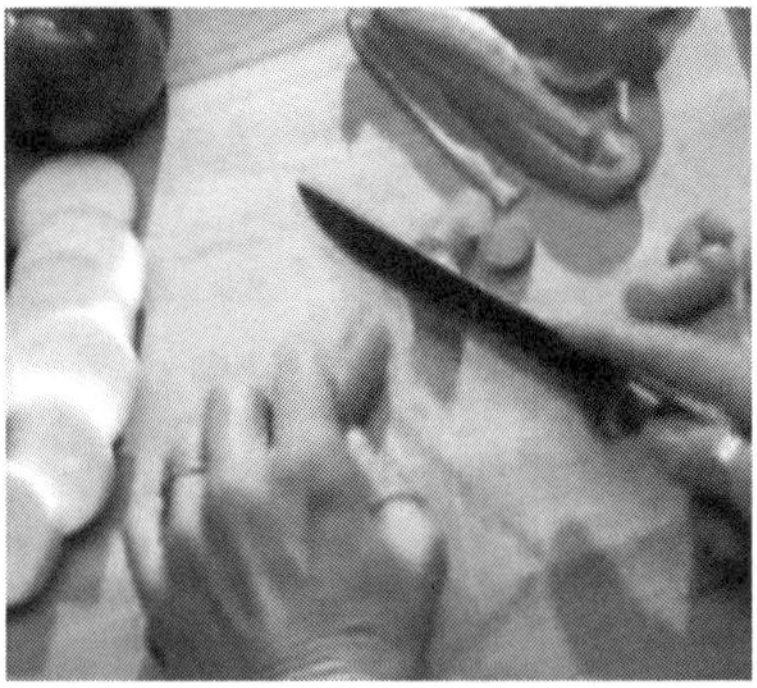

上：通常の2焦点眼内レンズ、下：3焦点眼内レンズ
台所で料理をするときには立った状態で野菜などを切るが、立った状態での目線からまな板までの距離は中間距離である。3焦点眼内レンズではこのような距離の見え方が2焦点レンズよりも改善された。

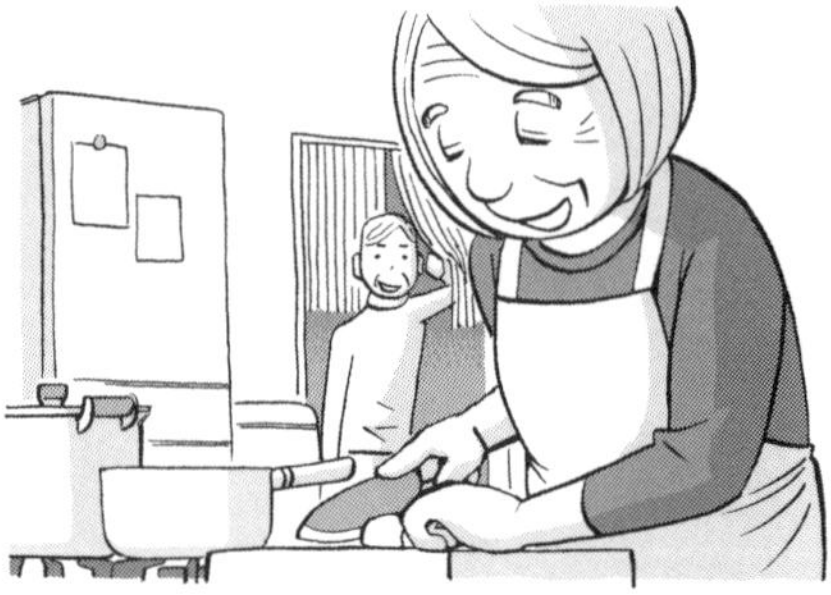

パンオプティクスで乱視も治療が可能

そして3焦点眼内レンズであるパンオプティクスのもう一つの大きな特徴が、乱視用のレンズもあるということです。乱視とは角膜の歪みにより、裸眼視力を低下させる状態です。乱視のある角膜を通った光線は、細胞上の一点に集中しないことで裸眼視力が低下します。パンオプティクスには乱視用のタイプもあり、乱視のある目に使用することで乱視を大幅に軽減させ、裸眼視力を改善させることができます。つまり、パンオプティクスは、一度の手術で白内障、老眼、遠視または近視、そして乱視を治すことができるのです。

白内障手術前の乱視検査の進歩と乱視用多焦点眼内レンズ

現在では乱視も治すことのできる3焦点の多焦点眼内レンズであるパンオプティクスがあることは先ほど述べたとおりです。しかし乱視がどのような度数で、どのような角度で存在するのかを調べるのは意外と複雑で、一般に普及しているオートレフラクトメーターと呼ばれる簡易な検査器機だけでは不十分です。

現在では乱視の度数を正確に計測する、最先端の前眼部ＯＣＴ器機・カシアが開発されています。以前から、網膜の状態を検査する後眼部ＯＣＴという器機は存在していましたが、これを角膜の全体を含めた前眼部に応用した器機です。オートレフラクトメーターでは計測できなかった角膜の後面のカーブも測定でき、角膜のさまざまな場所でカーブを計測し画像化するとともに、場所ごとの屈折率を算出します。これにより従来のオートレフラクトメーターよりもはるかに正確な角膜の屈折度数を把握することができます。加えて、角膜に病気がないかどうかも調べることができます。患者さんには痛みなどの負担はなく、検査時間も短く、ほんの一瞬で受けていただける検査です。

大学病院などの研究を兼ねた施設以外でこうした専門的な検査器機を導入している医療機関はたいへん限られていますが、最適な乱視用多焦点眼内レンズの選択のためには、ほぼ必須の検査と考えられています。

【前眼部 OCT 器機・カシアの検査画像の例】

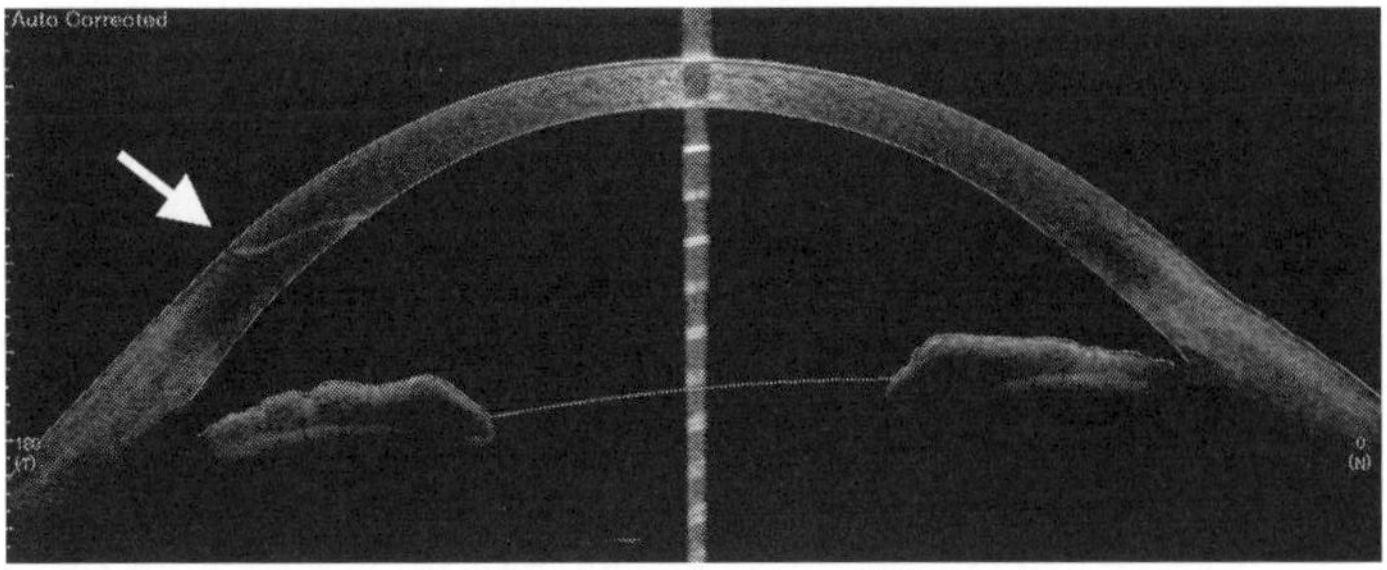

フェムトセカンドレーザー白内障手術直後の前眼部 OCT 器機・カシアでの前眼部の断面図。角膜、虹彩がはっきりと写っている。さらに角膜の左側にはレーザーで切開した創口があり、非常に断面がきれいなのがわかる。（著者撮影）

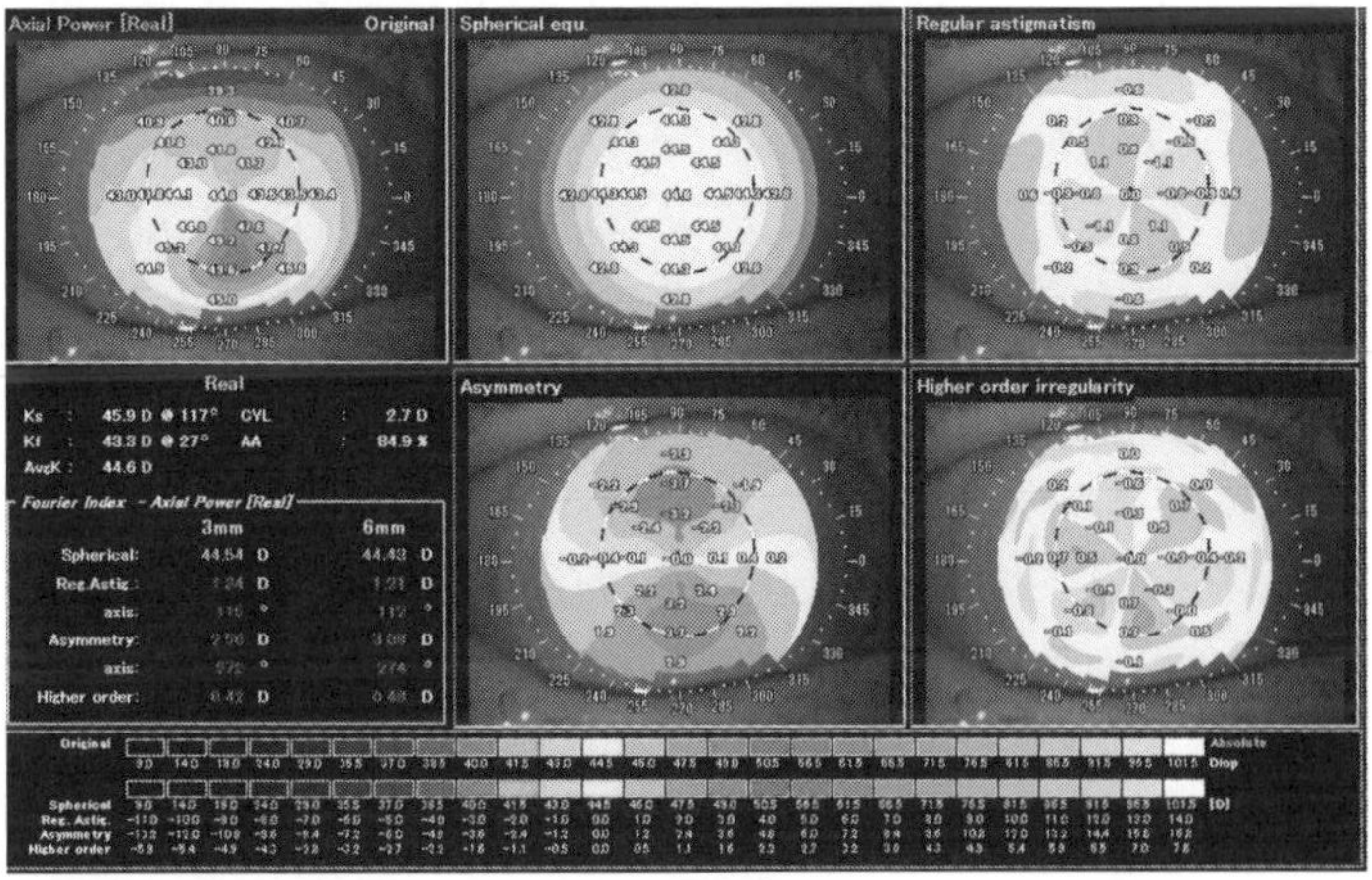

前眼部 OCT 器機・カシアでの角膜のマッピングの結果

赤や青で角膜各部位のカーブや厚みを図示することができる。なおこの患者では角膜の下方が突出する円錐角膜という疾患があり、その部分が赤く表示されている。円錐角膜という疾患があるとレーシック手術は禁忌であるため、私のクリニックではレーシック希望の患者には前眼部 OCT による検査を行っている。（著者撮影）

パンオプティクスを実際に使用してみて

当院でもパンオプティクス、パンオプティクス乱視用の両方を使用しました。手術後は素晴らしい成績となり、患者さんたちにもたいへん喜ばれています。

たしかに手元も遠くも中間距離も良好な視力ですので、乱視用に関しては強度近視だった上にかなり強い乱視をお持ちの方にも使用しましたが、その方も完全にメガネなしの生活となって感動していました。このようにパンオプティクスは今までの2焦点の多焦点眼内レンズよりもさらに良好な見え方を与えてくれる素晴らしいレンズです。

さらにレーザー白内障手術を行い、ベリオン（ベリオンについては第3章「ベリオン・システムをレーザー白内障手術と連携してさらに正確に」参照）で眼内レンズの位置や乱視用のレンズの軸をより正確に合わせれば、パンオプティクスやパンオプティクス乱視用レンズを使用した手術の強い味方となります。

パンオプティクスをさらに改良した「クラレオン・パンオプティクス」

前項で紹介したパンオプティクスについて、その材質や工法を改良した「クラレオン・パンオプティクス」が国内で承認され、大宮七里眼科でも使用を開始しました。

クラレオン・パンオプティクスは、厚生労働省から初めて承認を受けた3焦点眼内レンズである「パンオプティクス」のデザインをそのままに、素材をクラレオン素材に新しくリニューアルした多焦点眼内レンズです。従来のパンオプティクスが持つ遠方、中間、近方の距離の焦点をそのままに、素材をクラレオン素材に変更することで高い透明性を維持します。

照明条件の変化による瞳孔径の見え方への影響が少なく、明所、暗所を問わず安定した視力を得やすいレンズデザインを持ちます。

クラレオン・パンオプティクスはレンズのエッジデザインに独自の工法を用いています。それによって術後の後発白内障の発症リスクを抑えることができます。また、レンズの形状にさまざまな工夫を用いることで、手術した後のレンズ固定の位置を安定して保つことができます。

クラレオン・パンオプティクスは紫外線や青色光を吸収しやすい素材を使用しており、網膜の保護をしています。それによって加齢黄斑変性など、紫外線によって増悪する疾患の予防効果が期待できます。

クラレオン・パンオプティクスは、一度レンズに4つの焦点距離を持たせて、そのうちの一つの距離（パンオプティクスやクラレオン・パンオプティクスの場合は80㎝）の焦点を意図的になくすことで、他の距離への配分を増やす技術を用いています。

つまり、パンオプティクスやクラレオン・パンオプティクスは、本来は4焦点の眼内レンズなのですが、それをわざわざ意図的に一つ減らして3焦点とすることで、特に近方、中間距離への光が増えるように再配分しているのです。

このような4焦点を3焦点にする技術は、パンオプティクスやクラレオン・パンオプティクスだけが持つ独自の技術です。

なお、クラレオン・パンオプティクスも乱視用レンズもあり、従来のパンオプティクスと同様に乱視も矯正することができます。

パンオプティクスおよびクラレオン・パンオプティクスを合計１４００症例に使用して

大宮七里眼科では２０２２年に日本国内で発売された新しい多焦点眼内レンズである「クラレオン・パンオプティクス」を積極的に使用しています。３焦点眼内レンズであるパンオプティクスは、大宮七里眼科では１０３８例の症例に使用しました。「クラレオン・パンオプティクス」が発売されてからはそちらを積極的に採用しており、２０２３年３月現在で３７２症例以上に使用しましたので、パンオプティクスとクラレオン・パンオプティクスの合計使用症例数は１４１０症例以上となり、日本国内トップクラスの経験を持ちます。

そのほかにも大宮七里眼科ではテクニス・シナジーなど、評価と安全性が医学的に確立されている多焦点眼内レンズだけを使用しており、患者さんの性別、生活スタイルなどを考えてベストの多焦点眼内レンズをおすすめし、良好な結果を得ています。

クラレオン・パンオプティクスについて学会発表をしました

２０２２年10月に開催された第76回日本臨床眼科学会の一般講演にて、クラレオン・パンオプティクスの大宮七里眼科での視力などの結果について発表しました。大宮七里眼科でのクラレオン・パンオプティクスによる白内障手術術後の遠方、中間距離、近見視力は全てとても良好で、コントラスト感度も従来の多焦点眼内レンズと明所、暗所ともに遜色のないレベルでした。患者さんの術後のアンケートによる満足度も非常に高く、夜間のハローやグレアの自覚はあるものの、日常生活には全く支障のないレベルであることがほとんどでした。

クラレオン・パンオプティクスはすでに乱視用のタイプもあります。２０２２年４月に開催された第１２６回日本眼科学会総会では、クラレオンの乱視用眼内レンズの術後成績についての学会発表を行いました。乱視用クラレオンはとてもいい乱視矯正効果があり、多くの症例で良好な裸眼視力を得ることができました。クラレオン・パンオプティクスはまだ新しい多焦点眼内レンズですので、乱視用のレンズについてはまだ学会発表などは多くされていませんが、従来の素材のパンオプティクス乱視用レンズと同様の効果が得られる可能性が非常に高いと考えられます。

連続焦点型レンズ「テクニス・シナジー」の性能と効果

テクニス・シナジーは、「連続焦点型」や「ハイブリッド型」と呼ばれる、ユニークな構造を持つ多焦点眼内レンズです。

テクニス・シナジーは遠方及び近方に焦点を持つテクニス・マルチフォーカルと、遠見から中間距離に焦点を持つテクニス・シンフォニーを組み合わせており、遠見、中間、近見のすべての距離で良好な裸眼視力、暗所での視力、コントラスト感度が期待できます。

私はテクニス・シナジーに早くから注目し、その特性を十分に検討した結果、焦点が手元にも十分に合っているため日本人の生活習慣に合う多焦点眼内レンズであること、安全性の確立している材質を使用していること、国内にて厚生労働省の承認を受けていることから、いち早く使用することとしました。

実際に使用した患者さんたちからは、高い満足度が報告されています。

テクニス・シナジーは乱視用眼内レンズもあり、乱視の強い症例では乱視も同時に矯正することができます。

COLUMN

「5焦点眼内レンズ」インテンシティについて

焦点は多ければいいわけではない

最近、「5焦点眼内レンズ」と謳っている日本未認可の眼内レンズ（Intensity、インテンシティ）を宣伝しているウエブサイトがあるようです。

それらを読むと、あたかも「5焦点眼内レンズ」は3焦点眼内レンズよりも優れた機能を持っているように見えます。

しかし注意しなければいけないのは、多焦点眼内レンズは焦点の数が多ければよく見えるわけではない、ということです。

クラレオン・パンオプティクスの項目で述べたように、クラレオン・パンオプティクスでは、意図的に4焦点から3焦点に減らすことで、中間距離や近見距離を見えやすくしています。多焦点眼内レンズは焦点が多いほど、一つの焦点に合う光は減ってしまいます。しかしもともと網膜は十分すぎるほど光の感受性が良いため、焦点を複数に持たせても十分な視力を維持することができます。

しかし焦点があまりにも多い場合にはその限りではなく、どこかの焦点、あるいは全ての焦点での視力やコントラスト感度が落ちてしまう可能性があります。また、日常生活で使わない距離に焦点が合っている場合、生活に必要な距離の見え方が落ちてしまいます。

2焦点眼内レンズよりも3焦点眼内レンズの方が見え方も良く、他にもさまざまなメリットがありました。

しかし5焦点眼内レンズの方が3焦点よりも優れているデータは現在のところありません。

5焦点眼内レンズ・インテンシティのデザインはあくまで今までにもあった回折型の多焦点眼内レンズであり、テクニスシナジーやパンオプティクスに比較して見え方が良いという医学的根拠はありません。

私は眼科医として、常に医学的証拠の基づいた医療だけを患者に提供するべきと考えているため、5焦点眼内レンズと謳っているインテンシティは現在のところ使用していません。

「5焦点眼内レンズ」インテンシティが本当に5焦点なのか証明されていない

また、インテンシティは本当に5つの距離に焦点が合う効果があるのか、分かっていません。２０２２年に開催された日本の眼科学会で、インテンシティは５焦点ではなく、３焦点眼内レンズなのではないか、との発表がありました。メーカーが５焦点としてデザインしていたとしても、実際に移植された症例について５つの距離に焦点が合っているかは、医学的に検証されなければいけません。

しかし５焦点眼内レンズ・インテンシティは日本未認可レンズなので、日本国内でそのような検証はされていません。

また、眼内レンズは一生目の中に入れておくものなので、材質や製法について、厳格な基準が設けられています。しかし５焦点眼内レンズ・インテンシティはこのような基準に見合った製法なのか、どのような材質なのか、チェックを受けていません。

眼内レンズはごくわずかな材質、製法の違いによって結果に差が出ることがあります。

５焦点眼内レンズ・インテンシティを製造しているイスラエルの会社「Ｈａｎｉｔａ Ｌｅｎｓｅｓ」は全く無名のメーカーであり、性能に何か問題があった場合の責任者となる法人の窓口が日本にありません。

したがって、大宮七里眼科では５焦点眼内レンズ・インテンシティについては使用を控えています。

第5章

白内障手術の前に知っておこう

白内障手術で人生が変わる

外科的な手術のほとんどは、病気やケガで冒された部分を正常にする目的で行われます。骨折の手術なら折れた骨をつなぐこと、がんの手術ならがんを取りのぞくこと、などです。それでは、白内障の手術はどうでしょうか。これも外科手術の一つですが、単に濁った水晶体を取り除くだけではありません。手術により、見え方を改善することができるからです。

見え方が改善するということは、気力や行動力も若がえることにつながります。運動したり、外へ出かけたり、手芸や園芸などの細かい手作業ができるようになったり、目がよく見えることでできるようになること、便利になることは無数にあります。

特に高齢者においては安全に行動できるようになる、ということも大きなメリットです。視力の低下により、頻繁に転倒したり、物にぶつかっていた人が、白内障手術後にそのようなことがなくなった、ということがあります。白内障手術を行うことで、転倒して骨折し、寝たきりになってしまうといったリスクを大幅に減らせるのです。見え方がよくなると、転びにくいという安全性も得られるのです。それは充実した生活を送るための基本にあるべきもの、何事にも代えられないことだと思うのです。

白内障の手術は、目の治療という枠にとどまらない「究極のアンチエイジング術」であると、私はとらえています。あきらめていたことが再びできるようになり、多焦点レンズを選択すれば、多くは若い頃と同じような見え方となります。白内障手術によって人生が豊かになり、人生が変わるのです。

子供の頃の視力検査での成功体験が白内障発見を遅らせる

子供の頃は小学校、中学校で学校健診があり、毎年4～5月頃に視力検査を行います。誰でもずらっと並ばされて一人ずつ視力検査をした記憶があると思います。その子供の頃に行っていた視力検査が、中高年になって白内障などの目の疾患の発見を遅らせる、と聞いたらびっくりするのではないでしょうか？

視力検査は数ある健康診断の検査の中でも、最も身近な検査ではないかと思います。私たちは子供の頃から、学校の健康診断などで定期的に視力検査を受けているのでなじみがあります。視力検査が終わったあと、「自分は1・0だから目がいい、誰々は0・3だから目が悪い」などといった会話を友達同士しあっていた記憶がある人も多いのではないでしょうか。子供の頃、私たちは視力検査を一種のゲームのように感じていたのかもしれません。確かに視力検査の結果は一つの数字なので、ゲームのような競争としてわかりやすいものなのでしょう。

その子供の頃の視力検査で視力が良かった人たちにある傾向が見られます。それはその子供の頃の視力検査から何十年も経ち、中高年になって白内障が進行していても「自分は他の人よりも目が良い」と思い込んでいることがある、ということです。これは私が今までたくさんの白内障の患者さんを診察してきた経験に基づいて感じていることです。この傾向の原因は、子供の頃に他の子よりも視力が良かったことが勝利体験として脳に刻まれているせいだと私は考えています。

大人になって学校にも行かなくなり、仕事もリタイアすると、白内障で視力が落ちても自覚をする機会が思ったより少ないのです。あるいは多少の視力低下の自覚があっても、「まだまだよく見える」と思い込み、眼科に行かないケースがたいへん多く見られます。

目が疲れやすい、夕方になると見えにくい、という症状があっても、「単なる疲れ目だろう」と自分で思い込んでしまっていた人が、実際には進行した白内障だったということは、眼科医から見るとまれなことではありません。例えば輪郭がぼやける、にじむ、歪んで見える、細かい文字が見えにくい、うす暗いところで見えにくくなった、メガネが合わない感じがする、など思い当たることがあれば眼科を受診しましょう。

QOV(クオリティー・オブ・ビジョン)の向上が大事

最近、「ＱＯＶ」という言葉が注目されつつあります。これはQuality of vision の略で、直訳すると「見え方の質」――日常生活の中での見え方の良さを意味します。

以前は視力検査の結果の数字だけが良ければすべて良し、と考えられてきました。

しかしＱＯＶの考え方では、単に視力検査の結果が少しでもいいことだけにこだわるのではなく、生活の便利さや、豊かさにつながる見え方の質を重視します。視力検査は、室内の照明の明るさや視力検査表までの距離などが国際的に厳密に決められています。そのため、世界中のどの眼科で測定しても同じ条件で測定できるようになっています。しかし、一定の明るさ、一定の距離でしか測定しないために、視力検査の結果は、視機能の一面しか表していないのです。視力の良し悪しが、必ずしも見え方の質の評価とはならない、ＱＯＶが良いことには必ずしもつながらない、というわけです。

手元も遠くもピントを合わせることができるか、夕方や夜でもよく見えるか、など生活していく上で大切と考えられる見え方の質を、数値化することは困難です。人それぞれ、ライフスタイルが違うため、その人が最も求める見え方にも個人差があるからです。

白内障の手術の一番大きな目的は、「ＱＯＶを向上させること」です。濁った水晶体を取り除き、眼内レンズに入れ替えることで、見るために必要な光の透過性を大きく改善します。手術後は手術前に比べ格段に、ＱＯＶは高まります。

ここまでは、通常の単焦点眼内レンズでも改善されます。しかし、さらに高い付加価値を与えるのが、多焦点眼内レンズです。

多焦点眼内レンズは遠くも手元も見やすくなり、さらに最新の３焦点の多焦点眼内レンズでは中間距離も見やすくなり、乱視も改善します。多焦点眼内レンズの効果は、ＱＯＶの大幅な改善です。より便利な生活、より豊かな生活につながる見え方、つまり高いＱＯ

Vをかなえるのが多焦点眼内レンズの目的なのです。

私が考えるいい病院とは

どんな病院がいい病院なのでしょうか？

ここでは、白内障手術の前の患者さんの心理について考えてみましょう。

手術の前の患者さんは、いろいろなことを考え、ときには悩んでしまいます。疑問や不安が頭の中をよぎり、夜も眠れない人もいることでしょう。そんなときに頼りになるのは、どんな医師でしょうか？　患者さん一人ひとりに十分なカウンセリングを行い、病状や治療法について丁寧に詳しく説明してくれて、患者さんからの疑問や不安にきちんと答えてくれる、そういう医師だと思います。

手術前の患者さんにとって重要なことは、医師とのコミュニケーションがしっかりとできることだと思います。コミュニケーションは、手術前の不安を解消し、さらには手術をがんばる気持ちを後押しするからです。

さらに現在では、白内障手術もさまざまな種類があり、患者さんに選択肢があります。医師とのコミュニケーションをしっかりとることで、その選択肢の違いについて、十分に理解し、納得のいく選択肢を選ぶことができます。医師とのコミュニケーションをとることで、患者さんが結果的に最も満足のいく結果を得ることになるのです。

視力は視力検査の数字がすべてではない

視力検査は、室内の明るさを一定にして、黒い円の一カ所が切れた「ランドルト環」が描かれた視力検査表を使って行われます。このランドルト環の欠けている部分を識別できるかどうかで視力の数値を決定します。数値の表記に国ごとの差はあるものの、ランドルト環の切れ目の角度は国際的に決められています。私が海外の学会で多焦点眼内レンズを用いたレーザー白内障手術の結果について発表するときも、この国際的に決められた視力の結果を統計的に計算しています。

このように視力の数値は手術の適応を決めたり、手術後の評価をするには最も大事な指標となります。かといって、人の見え方の良し悪しは、視力の数字ですべてを表現できるわけではありません。目がものを見る機能を視機能と言いますが、視力はあくまで視機能の評価の一つに過ぎません。視力検査は目の視機能を判定する上では最も重要な検査ですが、視機能を判断する検査は視力検査以外に視野検査、コントラスト感度検査、立体視検査など、たくさんの検査があります。さらに視野検査だけでもたくさんの種類の検査法があり、検査プログラムがあります。視力の数字一つでは視機能のごく一部だけしか表現できないのです。

その視力も、いつでもどこでも同じ視力が出るわけではありません。意外に思うかもしれませんが、同じ人でも視力は朝と夜ではかなり差があり、もちろん夜のほうが下がります。明るいところではいい視力の人でも、暗いところでは視力が出にくくなることもあります。その他にも視力はさまざまな環境により変動があるので、視力も絶対的なものではなく、見え方の質のある一面を示す数値と言えます。

白内障の説明をすると、手術後の視力をたいへん気にする患者さんは少なくありません。もちろん、見え方を良くするための手術ですから、気持ちはわかるのですが、０・６より０・７のほうが絶対に良い、などと細かな数字にこだわることが、果たしてその患者さんの幸せにつながるかというと、決してそうとは言えないのです。

それよりも、日常生活の中で、数値に関係なく、見たいものが不自由なく見えている実感を得られることのほうが、よほどその人の満足感、ひいては幸せにつながると私は考えます。白内障手術は、視力の数値を上げるための手術ではないのです。術後に、今までおっくうだった読書や手芸を楽しめるようになったとか、見えにくくなったためにやめてしまった地域のサークルへまた顔を出すようになった、外出が楽しくなったといった、喜びの声が手術に対するなによりの評価です。

患者さんと手術を行う医師の信頼関係が非常に大事

日々の診療の中で、患者さんからよく聞かれるのが、「白内障の手術は一度受けると二度と受けられないと聞いた。本当ですか?」というものです。一発勝負の手術だから、慎重になったほうがいい、できれば先延ばしにしたほうがいいのではないか、という意味を込めた質問かもしれません。

例えば、急性虫垂炎（いわゆる盲腸）の手術は一生に一度だけだと認識されている方は多いでしょう。虫垂は一つしかないため、切除すれば二度と手術できません。白内障の手術も盲腸の手術とまったく同じです。白内障手術では濁った水晶体を取り去ってしまうわけですから、後でもう一回取ろうにも取る必要はありません。白内障手術は盲腸の手術と同じで、「二度と受けられない」のではなく、「二度と受ける必要がない」のです。

白内障手術では健康な水晶体を取るのではなく、濁ったり硬くなったりして本来の機能が十分果たせない水晶体を取りのぞき、新しいレンズに入れ替えるのです。それなのになぜ、白内障の手術は二度受けられないから、先延ばしのほうがいいなどと言われてしまうのでしょうか。

白内障の手術は基本的に一度しか行わないので、誰でも手術を受けるのは初めての経験です。したがって患者さんには漠然とした怖さがあるのだと思います。

こうした不安を抱えている患者さんに、眼科医としてしてあげられるアドバイスはただ一つです。それは、「ご自身の目の前にいらっしゃる眼科医を信用してください」ということです。白内障手術は視力が改善する可能性が非常に高く、逆に手術後の合併症の確率は非常に低い手術です。しかし、どの科目のどの種類の手術でも、たとえどんなに手術の上手な先生でも、１００％の確率で手術後に良好な成績になるとはいえません。また、合併症の確率がゼロという手術はありません。したがって患者さんが手術をこわがったり、手術後に見え方が改善しないかもしれないという不安を抱えてしまうのは、当然のことと思います。万が一手術中に合併症が起こってしまったら、救ってくれるのは手術をしている眼科医だけなのです。そのため、患者さんが手術を乗り越えるには、患者さんと手術を行う医師の信頼関係が非常に大事なのです。

また、「手術後、再び見え方が悪くなると聞きましたが、本当ですか？」とか「眼内レンズは20年したら交換しなければならないので、なるべく手術は先延ばしにしたほうがいいと聞きました」ということを言っている患者さんをよく見受けます。このような方たちは眼内レンズが将来劣化することを心配しているようですが、眼内レンズの材質やデザインは、一生入れておくことを想定して考えられていますので、いわゆる劣化していくことはほとんどないと考えてください。

前述の通り、若年者にも白内障は起こります。若くして白内障になってしまったご本人から考えれば、その年齢で眼内レンズを移植することは不安だと思いますが、眼内レンズは若年者であっても、将来問題となる可能性は非常に低いと考えられています。

白内障手術は両目とも行うのが基本

眼科医は、片目だけに見えにくい症状がある方に、両目の白内障手術をすすめることがあります。それはなぜでしょうか？

片目だけが白内障のために見えにくくなっており、もう片方の目は見えにくい自覚がない方がいます。そういった方の場合に注意しなければいけないのは、両方の目の見え方を比較しても、本人にとっての相対的な見え方の差しかわからないということです。つまり自分の見え方は他人とは比較できませんので、自分の両目で比較することしかできないのです。

また、白内障はゆっくりと進行するため、自分の若い頃の見え方も忘れてしまっています。つまり見え方の悪い目に比べれば比較的いいと思っているもう片方の目も、若い頃に比べると視力が低下している可能性があるのです。自覚症状では片目だけが見えにくい感じがしていても、両目とも白内障になっている可能性があるのです。その場合には、見え方の悪い方の目は、眼科を受診した時よりもかなり以前から視力低下が始まっています。しかし日常生活では見え方のいい方の目がカバーしているので気づかないのです。しかしもう片目、つまり見え方のいい方の目の視力が少しでも落ちると、今度はいい目がカバーしきれなくなっているために「急に見えにくくなってきた」という自覚症状を感じます。そこで初めて片目ずつを隠して見え方を比べ、片方の目の見え方が極端に悪くなっていることに気づくのです。その時にはいい方の目の視力が多少低下していても、比較すればそちらはよく見える感じがするので、「こっちはよく見えるから大丈夫」と誤解してしまうのです。これが両目とも白内障になっていても片目だけが見えにくい感じがする理由です。

実際に自覚症状のない方の目の白内障手術を行った後に見え方が改善して、「今まで見えやすいと思っていた方の目がこんなに見えにくくなっていたとは思わなかった」と言われることが多々あります。眼科医は近視、遠視、乱視などの度数、年齢による老眼の状態、白内障の程度などを総合的に診断し、状態に合った選択肢をご提案します。手術で見え方が改善することが予想される場合には、片目しか自覚症状がなくても両目の手術をおすすめすることがあります。

眼科医は、本人の自覚的な症状の有無だけで手術の判断をするわけではありません。場合によっては症状のない目にも白内障手術をおすすめすることもあるのは、このような理由によるものです。

遠くに住んでいても私のクリニックで日帰り手術を受けることができる

私のクリニック（埼玉県さいたま市にあります）は全ての白内障手術を日帰りで行っています。遠くから来られる方には、1週間ほどクリニックの近くのホテルに滞在していただきます。その1週間の間に両目の手術を3日ほどあけて行った後、3日程度の観察期間をとり、十分に安全性を確認してから地元に帰ることをお勧めしています。両目の手術を同日に行わないのは、細菌性眼内炎などの合併症が起きていないことを十分に確認するためです。

私が著書を発売してから、遠方から来られる方が増えました。多焦点眼内レンズを使ったフェムトセカンドレーザー白内障手術を受けに来るために、北海道、四国、九州、沖縄からもいらっしゃいます。現在はどのエリアにお住まいの方でも、上記のようなスケジュールで手術を行うことができます。

第6章

最新治療で最高の見え方を手に入れる

1 最先端のレーザー白内障手術を受けた現役医師たちの体験談

我々医師はたくさんの同業者を知っています。公的保険などの医療の仕組みもよく知っています。その医師自身が白内障になったときには、どのような基準で手術方法を選択するのでしょうか?

私のクリニックでは、さまざまな科の医師の先生方にも手術を行いました。ここでは私のクリニックで白内障手術をお受けになった医師の先生方の体験談をご紹介します。患者さんに医療サービスを提供する医師自身が、いざ患者になった時にどのように考え、どのように感じたか、一般の方々にもたいへん参考になると思います。

人生が変わった偶然に心から感謝

(67歳　男性　循環器専門医　九州在住)

私は約40年間、心臓病治療の最前線で仕事をしてきた循環器内科医です。この度、昨年

12月に山﨑健一朗先生に、両目の多焦点眼内レンズ使用・レーザー白内障手術を行って頂きました。

術後、その劇的効果を実感し快適な毎日を過ごさせて頂いてますので、これから白内障手術を控えている方々のご参考になればと思い、私の経験を述べさせて頂きます。

数年前から視力低下（特に右目）を自覚し、仕事に支障をきたすようになってきました。地元の眼科では白内障を認めるが視力低下の原因かどうかは明らかでないとのことで、手術のお話もありませんでした。

白内障手術後に視力が回復した友人の経験談を聞き、自分の視力低下も白内障の影響が大きいのではないかと思っていた頃、偶然、日本経済新聞で山﨑先生のご著書『人生が変わる白内障手術』の広告を見て、なにかヒントがあるかもしれないと思い購入しました。

専門が異なるため白内障手術に関してほとんど知識がなかったのですが、この本で白内障の病態生理と治療がよく理解でき、従来の白内障手術と比べたレーザー白内障手術の優位性と、多焦点眼内レンズの先進性に納得するとともに、山﨑先生の臨床的姿勢に共感を覚えました。私達医師は自分の身内の侵襲的治療は感情が入ることもあり一般的に躊躇しますが、先生はご両親の両目白内障手術を同日に施行されただけでなく、常に自分の親のつもりで毎回手術に臨まれているということです。

九州からと遠方からでしたが、是非先生の診察を受けたい旨の手紙を差し上げたところ、1週間後、直筆のご丁寧なお手紙を頂き快諾して頂きました。受診して、まずスタッフの皆さんの笑顔の応対と診断器機の充実に感心しました。さらに、山﨑先生の患者さん一人ひとりへ十分時間をかけた説明ぶりに同じ医療関係者として敬服しました。

9月と10月、2回の外来診察後、手術適応の白内障の診断で、私の診療への影響も考慮して頂き12月の手術予定となりました。12月5日に右目、12月8日に左目の手術を受けましたが、事前に十分な説明を受けていたため何の不安も無く手術へ臨めました。

手術時間は約20分でほとんど痛みも無く、今この段階かな〜と思っている内に流れるように終了しました。術後、回復室へ先生が来られ、「問題なく良好な位置に多焦点眼内レンズが入りました」とお伝え頂きました。

翌日の再診時に眼帯を外して頂きましたが、その時の感動は忘れられません！

窓外の空が真青で、長年見ていた空の色と全く異なり、室内の色々な文字もくっきり見え思わずにやにやしてしまいました。

九州へ帰る夜の飛行機から、地上の街々の小さな灯りが一つ一つくっきり見え、またまた感動でした。

現在、術後３ヶ月が経過しましたが、おかげさまで経過は順調で、仕事、パソコン、運転、スポーツなど日常生活が眼鏡無しで可能な毎日を過ごしており、近視になる前の学生時代に戻った感じです。また、時間とともにさらに視力が回復してきており、先生によると脳の視覚領野が順応してきているためとのことです。

この間、私は別の疾患で入院療養を経験しましたが、入院中に書類、テレビを見るときや、検査などの時にいちいち眼鏡をかける必要が無く助かりました。

私の受け持ち患者さんの中で地元で白内障手術を受けられた方は、皆さん単焦点眼内レンズ使用で近視用か遠視用かどちらかの眼鏡をかけておられます。先日、術後に多焦点レンズの情報を聞かれた方が、「知っていれば多焦点レンズにしたのに……」と残念がられてましたが、申し訳なくて私が3焦点レンズを使用していることを言い出せませんでした。

現在、多焦点眼内レンズ使用・レーザー白内障手術は我が国の全白内障手術のまだ数%しか行われていないとのことです。認知度とともにその理由の一つとして、費用の件もあるかもしれません。

私の専門の循環器領域のお話をしますと、ペースメーカー植え込みは百数十万円、冠動脈ステント挿入はステント1個約40万円ですが手技と合わせ百数十万円、心臓の弁置換手術・冠動脈バイパス術はそれぞれ約5百万円かかりますが、健康保険診療ですので個人負担は10万円前後で済みます。日本の保険制度の素晴らしいところですが、保険診療の対象で無いと診療材料の輸入価格が自己負担となってしまいます。

現在、残念ながら3焦点レンズが保険診療の対象で無いため、呈示の費用がかかってしまいますが、私の経験から、治療法の選択に際し、その後の生活の質の劇的な改善を考えますと、余裕がある方は是非レーザー手術併用の3焦点眼内レンズを選択して頂ければと思います。

この治療法がもっともっと普及して、是非一人でも多くの方に、この素晴らしい治療の恩恵を受けて頂きたいと切に願います。

「先生の視力が回復すると、より多くの患者さんへ恩恵が及びますよ」との山﨑先生のお言葉を励みに、今後も患者さんのために日常診療に精進したいと思います。

山﨑健一朗先生、並びにスタッフの皆様、どうぞお体に注意されて、多くの方の生活の質の改善・感動のために、今後ますますご活躍ください。

本当にありがとうございました。感謝申し上げます。

（著者からのコメント）

私はたくさんの患者さんからの体験談をいただきますが、これほどの印象的で心のこもった体験談をいただいたことはありません。九州からわざわざ来ていただいたこのA先生には大変感謝しております。

A先生は現在も最先端の心臓血管治療を行なっている最前線の臨床家です。現在の心臓血管治療は大変に進歩しており、少し前には致死的な疾患であった狭心症や心筋梗塞が、今や助かる病気となって、日々たくさんの患者さんがその恩恵にあずかっています。とはいえ、命に関わる疾患ですから、その現場は大変です。医師たちは常に緊張を強いられます。私はA先生のような専門家ではありませんが、麻酔科時代に短期間ですがＣＣＵに勤務していたこともあり、いかに大変な現場かを理解しています。例えば心臓カテーテルは患者さんの血管を通してカテーテルを挿入し、細くなった心臓の冠動脈を再開通する治療です。医師は少し離れた距離のモニターで血管の走行やカテーテルの位置を確認しながら、手先でカテーテルを操作します。治療を成功させるには、医師の目が非常に重要な役割を果たします。A先生はそのような現場で40年も勤務されたベテランです。そのA先生の視力が回復し、地域の皆様の医療に間接的に貢献できたことは、私にとっても大変光栄なことです。

A先生は体験談の中で、心臓血管治療と多焦点眼内レンズなど保険外の白内障手術の医療費の比較についても言及していただいています。多焦点眼内レンズやレーザー白内障手術は心臓血管治療と異なり公的保険のきかない治療ですが、もっと広がってほしいとのご意見でした。私もそのように思っています。

A先生の素晴らしい体験談を読んで感動したこの本の読者たちが多焦点眼内レンズやレーザー白内障手術を使った素晴らしい白内障手術治療について知り、これらが広まることで、多くの方々を救うことにつながると確信しています。

３焦点眼内レンズで人生が変わった

（80歳　男性　内科開業医　東北在住）

はじめは左目で活字が二重（ゴーストの様）に見えるようになり、近くの眼科を受診しましたら白内障のためと診断されました。山﨑先生の著書『人生が変わる白内障手術』を熟読し、早々に先生の手術をお願いいたしました。

両目とも手術していただいたのですが、最初に片側の手術を受けた後に、手術を受けていない方の目が、なんと薄暗く見えていたのかと驚きました。両目とも手術を受けた現在は、色彩もコントラストもはっきりとよく見えるようになり感謝しております。３焦点レンズでしたので、白内障はもちろん老眼も近視も乱視も改善され人生が変わったように生活しております。夜の自動車の運転時は対向車のライトのまぶしさにもなれてきました。今後はＵＶ波ブルーライトから眼を守る眼鏡を使用していつまでも今の視力を続けたいと思います。

（著者からのコメント）

このB先生のクリニックは電子カルテを採用しており、白内障手術前はモニター上の文字やレントゲン写真が見えにくかったそうです。しかし3焦点眼内レンズでの白内障手術後は、メガネなしでもコンピュータの文字やレントゲン写真の詳細が見やすくなったと喜ばれています。最新の3焦点眼内レンズは中間距離にも焦点が合っており、コンピュータ作業が見やすく便利になっています。またこの先生のご自宅は公園に隣接したマンションだそうで、ご自宅から公園の景色が、メガネなしでもよく見えるようになったとおっしゃっていました。まさに多焦点眼内レンズならではの結果だと思います。

レーザー白内障手術を受けて

（60歳代　男性　産婦人科開業医　関東在住）

約2～3年前から視力の低下を自覚するようになり、車を運転の際、前方を走行中の車が横に幅広く見え、センターラインが遠方に向かってV字状に2本見えるようになってきたので眼科受診を決意しました。自宅から通院可能な眼科をインターネットで検索中に、山﨑先生の眼科のホームページに目が留まり、熟読しました。レーザーによる最先端の治療であるが、症例件数は千例以上であることを知り安心しました。

そして3月上旬、山﨑先生のクリニックを初診。術前検査で網膜の疾患も診断されました。

5月中旬及び5月下旬、レーザーによる白内障手術を受けました。この時も、不安も痛みもありませんでした。

網膜疾患があるため、眼内に挿入されたレンズは遠近両用ではなく、単焦点レンズを勧められました。焦点を近くに合わせることを選択しました。

手術後に、遠くに焦点が合う眼鏡も作っていただきました。これを使用すると、遠方が非常に鮮明に見えます。現在、通院フォロー中ですが、治療して頂いた山﨑先生及びスタッフの方々に感謝申し上げます。

〈著者からのコメント〉

私は患者さんお一人お一人の目の状態を丁寧に検査・診察し、最適な治療方法をお勧めしています。したがって、目の状態によっては多焦点眼内レンズを勧めないこともあります。

このC先生は検査の結果、特殊な網膜疾患があることがわかりました。私はC先生の網膜の状態から、単焦点眼内レンズをお勧めしました。そしてC先生ご自身と十分に相談して、単焦点眼内レンズの焦点は手元に合わせることにしました。

その結果、C先生は大変喜ばれています。C先生のお話は、たとえ白内障以外に病気があったとしても患者さんと相談して適切な治療を行うことで、生活の質を向上させることができる、よい例だと思います。

２ レーザー白内障手術＋多焦点眼内レンズで人生が変わった方々

ここでもう少し、私のクリニックで実際に多焦点眼内レンズによるレーザー白内障手術を受けた患者さんの声の一部をご紹介します。たくさんの方々が白内障手術を受けて生活の質の改善を実感しています。手術を機に、仕事や趣味などの生活のなかで見え方がよくなったことで思わぬ良い変化があり、驚いたという人もいます。

本書のタイトルのように、「白内障の手術で人生が変わる」というのは決しておおげさではありません。生きていく上で必要な情報の８割は目から入りますから、見え方が良くなれば視覚情報が増え、なにかをしようという意欲が芽生え、思考力も向上し、生活環境が改善し活動力が生まれます。

目が若がえることは心や身体にも良い影響を与え、その人自身を若々しく輝かせることにつながるのです。

白内障手術を受ければ必ずこうなる、というわけではありませんが、患者さんの実体験として参考になればと思います。

50年来使っていたメガネから解放

（65歳　男性）

クリニックのホームページを見て自分も白内障ではないかと思い、訪ねました。予約も紹介状もありませんでしたが、診察していただけました。

自宅からかなり離れていましたが、長男がこちらの病院を勧めてくれました。

初診時に院長先生から多焦点眼内レンズについて親切丁寧にご指導を頂きまして、多焦点眼内レンズを使用したいとお願い致しました。

７月に手術を受け、８月の旧盆前に平常の生活に戻れました。

下手の横好きで渓流釣りをやっており、お盆休みの釣行の準備をしておりました。好きな競馬中継をテレビで見ながら手元で細かい渓流釣りの仕掛けをメガネ無しでできたことを喜び、その仕掛けを手に雨が降る中、能登の渓流に向かいました。普段はまずメガネに降りかかる雨が気になります。またメガネの周囲と外界の温度差によりいつもメガネのレンズが曇ってしまいます。メガネのくもりは渓流釣りをやる人達にとっては天敵といえるもので、自分の体温でもレンズがくもってしまいます。

渓流登り、渓流下り、藪こぎといつもメガネの落下破損に気を配っておりましたが、自前の目になり様々な不安や心配事が払拭されました。

多焦点眼内レンズを選択したおかげで朝に顔を洗うとき、お風呂に入るとき、寝るとき、メガネをはずす必要のない心地よい日々を送っております。

院長先生もおっしゃっておられましたが、50年来使用しておりましたメガネが目の前から無くなった解放感は何事にも代えられぬ喜びと感謝致しております。

（著者からのコメント）

多焦点眼内レンズを使用した患者さんは、ほとんどの方が手術後にメガネが不要となります。それに対し、保険内診療の単焦点眼内レンズの手術では、ほとんどの方が遠くか近くのすくなくともどちらか一方のメガネが必要となります。

多くの方が誤解されているのですが、単焦点眼内レンズの手術でもメガネを使用すれば多焦点眼内レンズと同じになるわけではありません。この患者さんのように、渓流釣りの好きな方は、メガネのくもりを常に拭きながら仕掛けを準備せねばならず、さらに渓流を遡上するときに眼鏡を落としたり破損したりしないように神経を使います。

しかし多焦点眼内レンズでメガネが不要になれば、そのような心配がなくなります。多焦点眼内レンズはアウトドアの趣味のある方には、かけがえのないメリットがあります。アウトドアの趣味だけではなく、ふだん家の中にいるときでもメガネなしで料理をしながらレシピを見る、車の運転をしながらカーナビを見る、など瞬時に遠くと手元が見られることのメリットは数えきれません。

車の運転をしながら老眼鏡をいちいち取り出してカーナビを見ることはできないのです。

この患者さんには多焦点眼内レンズによって渓流釣りの趣味を存分に楽しんでいただいています。

大型車の運転が楽にできるようになった

（37歳　男性）

私は大型車の運転の仕事をしています。半年前から運転のときに左目が白く濁って見えにくくなってきましたが、その頃は白内障だと分かりませんでした。しまいには仕事で遠くに行くときや、狭い所で駐車するのにも右目だけで行っていたので見えづらく、目も疲れて大変でした。

　このままでは大型２種の運転免許が更新できないと思い、眼科を受診しました。

　山﨑院長に左目の視力が悪くなっていることを相談し、診察をしてもらいました。すると左目は白内障になっているとの診断でした。

　院長に白内障手術には単焦点眼内レンズと多焦点眼内レンズがあること、まだ若いので先のことも考えて多焦点眼内レンズが良いことを教えていただきました。

　どちらにするか自分で考えて、多焦点眼内レンズを入れる白内障手術を選びました。

　手術を行うときは目なので、正直すごく不安で怖いと思いましたが、スタッフの方が親切にしてくださり、手術の時も目を押されている感じだけで痛みもなく、時間もそんなに長くかからずに終わりました。

　多焦点眼内レンズの手術を受けてからは、左目がよく見えるようになり近くの物や遠くのほうまで、普通によく見えるようになったので、車の運転や狭い所での駐車がかなり楽になりました。

最初に困った事は、手術が終わり、いきなりよく見えるようになったからか夜光を浴びるとリングのようなものや、フチみたいなものがよく見えていたことです。違和感があったのですが、だんだんそれも見えなくなり、今では普通に見えるようになりました。

今では、左目はよく見えているので手術を受けて本当に良かったと思っています。

自分は怖がりなところがあるので、その中手術を行ってくださった山﨑院長や親切にしていただいた先生方には本当に感謝しています。

ありがとうございます。


〈著者からのコメント〉


白内障は高齢者だけがなるわけではなく、若い人でもなる場合があります。この患者さんは30歳代で白内障になってしまいました。

高齢者の場合は周囲の人が白内障手術を受けている場合が多く、高齢者よりもむしろ若年者のほうが白内障に気づきにくい傾向にあります。この患者さんも白内障になっていることに長く気づきませんでした。

まだ若いのでまさか白内障になっているとは思わないのです。さらに右目はよく見えるので車の運転以外の日常生活に支障をきたしてはいませんでした。よって大宮七里眼科を受診したときには左目はかなり進行した白内障になっていました。

この患者さんは多焦点眼内レンズによる手術を受け、近くも遠くもメガネなしで見えるようになりました。

車の運転の仕事をしている人には多焦点眼内レンズによる手術の直後はハロー・グレアが気になりますが、この患者さんのように数カ月で気にならなくなることが大半です。

若年者の白内障手術では、積極的に多焦点眼内レンズをおすすめしています。

手術後に針に糸が通り、運転もメガネなしで可能に

（64歳　女性）

私は毎日、約一時間かけて自動車通勤をしています。

夜間に運転すると道路の中央線が二重に見えたり、前を走る自動車が縦に重なったりして、危ない思いをしていました。たくさんのメガネを常に携帯して、そのつど取り替えて

見るのが非常に面倒で仕方がありませんでした。特に小さい文字は見づらく何回もメガネを作り替えるのが大変でした。

ある日、右目のまぶたにけいれんが起き、回数もだんだん多く程度もひどくなり、とうとう黒い大きなトンボのような虫が飛び、思わず悲鳴をあげてしまいました。かかりつけの総合病院へ行き、その旨を話したところ「チック症」と言われ安定剤が処方されましたが、私は納得できず、受診しました。

山﨑院長先生は「白内障も少しありますが今はまだその時期ではない」とおっしゃいました。そしてまぶたのけいれんと飛蚊症と白内障とは別の問題ですよと先生はおっしゃいました。私は早くまぶたのけいれんを治したかったのでそのことを先生に伝えました。先生はけいれんの治療として漢方薬と目薬を処方してくださいました。

漢方薬を開始し、しばらくすると、けいれんは改善しましたが、まだ夜間の運転での症状は改善されませんでした。

すると院長先生は私に白内障手術を勧めてくださいました。

そしてそのなかで多焦点眼内レンズについても説明を受けました。多焦点眼内レンズの手術は通常の単焦点眼内レンズによる白内障手術と違って保険が適用されない自費診療であること、他に目の病気がないことが必要なので誰でも受けられるわけではないこと、患者の状況により手術のタイミングは異なること、白内障手術を簡単に考えてはいけないことなどを話されました。

最近では、多焦点眼内レンズはずいぶん改良されたが、それでもとくに夜間の運転ではハローやグレアなどの現象があることも説明を受けました。不安もありましたがモニターで説明を受け、山﨑院長先生がこの手術の経験が何例もあること、山﨑先生のクリニックが先進医療認定施設であることから多焦点眼内レンズによる手術を受ける決心をいたしました。

手術当日、手術室に入ると院長先生は「Kさん、これから右目の多焦点眼内レンズの手術を行います」と一礼されました。

患者に対する礼儀と気構えの姿勢に安堵いたしました。スタッフの手際良いサポートで、すでに30分前に点眼による麻酔もすみ、イスに腰かけたときは先生を信じていましたが、全く未知の体験なので思わず肩に力が入りました。

はじめは黒い中に輪ができ、赤や青の色彩を感じ、何だろう?と、目の中で複雑さを感じました。手術中のことはあまりよく覚えていませんが、痛みはありませんでした。

途中、染みたのか〝渋い〟という私なりの表現ではありますが感じました。

手術は短い時間で終わったように思いました。手術が終わり、眼帯と防御用の眼鏡をして、注意を聞き、家路につきました。

帰路道中タクシーの中で、日進月歩、医術の進歩について改めて実感いたしました。家に着いたらすぐに休み、安静にしていました。

一週間後に左目の手術も無事終わりました。経過も順調で仕事にも復帰いたしました。

手術後はメガネなしで小さな文字が読めるだけでなく、針穴にも糸が通せるようにもなりとても嬉しく思っています。車の運転もメガネ無しでできるようになりました。メガネがまったく要らなくなった今の生活は快適な日々ですので、今の状態にはたいへん満足しております。

ただし術前に院長先生から説明があったように、手術後は暗いところでは光が散乱し光の周辺に輪がかかって見えるグレア、ハロー現象がありました。

しかし手術して7カ月後の今は慣れてきて、夜間も車の運転をしております。山﨑院長、ありがとうございました。感謝申し上げます。

（著者からのコメント）

白内障手術はすばらしい技術です。しかし白内障手術にも、わずかながら合併症のリスクはあります。慎重に慎重を重ねて手術を行い、はじめて合併症のない手術を行うことができます。したがって、私のクリニックではこの患者さん（Ｋさん）のように、白内障があってもすぐに白内障手術をお勧めしない場合があります。白内障手術の適応は慎重に決めるべきだからです。

Ｋさんの初診時の主訴はまぶたのけいれんでした。そこで私は、まず漢方薬内服による治療を行い、けいれんは改善しました。けいれんが改善しても視力は改善しませんでした。

Ｋさんはいくつものメガネを常に持ち歩き、仕事で活字を読むときも、車の運転のときも常にメガネを何度も何度もかけ替えていました。

多焦点眼内レンズによる白内障手術のあと、メガネをしても見えにくかったＫさんの視力は、手元も遠くもメガネのまったくいらない生活を得られる視力にまで劇的に改善しました。Ｋさんは手術前のメガネに縛られていた生活から、多焦点眼内レンズによって一気に解放されました。

このように快適な生活をＫさんが得られたのは、Ｋさんの白内障手術のタイミングを正しく判断し、多焦点眼内レンズの適応の有無を正しく判断した結果と考えています。

白内障手術で目が良くなるとともに精神、身体、心まで明るく

（62歳　男性）

私は10年前より物が見えにくくなってきました。特に夜間車を運転していると、対向車のライトがまぶしくなり危険でした。

数件の眼科医院に通院してもいっこうに良くならず途方に暮れているとき、散歩中にクリニックの前をたまたま通りかかりました。3階建ての白亜の建物を初めて見たとき、他の眼科にはない雰囲気を感じました。直感的にここならなんとかしてくれるかもしれないと思い、受診してみました。

院長先生に白内障の手術を勧められました。多焦点眼内レンズについても説明を受けました。

「はい、よろしくお願いいたします」と返事をしました。

そして多焦点眼内レンズの手術を受けました。今まで大きな病気をしたことがなかったので手術中は不安でドキドキしました。しかし院長先生の優しい言葉で安心いたしました。手術のあとは劇的に視力が回復しました。たとえるなら、子供の時に田舎の群馬の野山を見ていたあの青春の日に戻ったような感覚です。目が良くなるとともに精神、身体、心まで明るくなりました。

これもみんな院長先生、スタッフの皆さんの心ある温かい対応のおかげです。心より感謝申し上げます。

（著者からのコメント）

この方は現役の学校の先生で、学生に講義をしている方です。授業では手元の教科書を見ながら遠くの生徒の顔も見なければいけません。このような仕事では、高いレベルの視力が要求されます。そして遠くも手元も瞬時に見なければいけないので、いちいちメガネをかけ替えていると仕事になりません。

その点、多焦点眼内レンズは理想的な近見および遠見の視力を得ることができます。この方は多焦点眼内レンズによる白内障手術後はいっさいメガネを使わずに授業を行い、旅行をし、生活をしています。

私のクリニックでの白内障手術のあと、この方は表情まで明るくなりました。多焦点眼内レンズによって生活が便利になっただけではなく、人生全体が明るくなったのがこちらからも見てとれます。このように患者さんに心まで明るくなっていただくために、これからも私は多焦点眼内レンズをはじめ最先端の眼科医療を提供できるように努力していきます。

お化粧も買い物も楽にできるように

（62歳　女性）

昨年、仕事先の健康診断を受けたところ、要再検査の通知がきたのでクリニックを訪れました。検査をお願いしたのが院長先生との出会いでした。その時、院長先生に白内障が始まっていることを告げられました。「エッ？　もう？」と内心驚きました。

しかし私は強度の遠視に老眼で、仕事でのコンピュータ作業をするため3つのメガネを

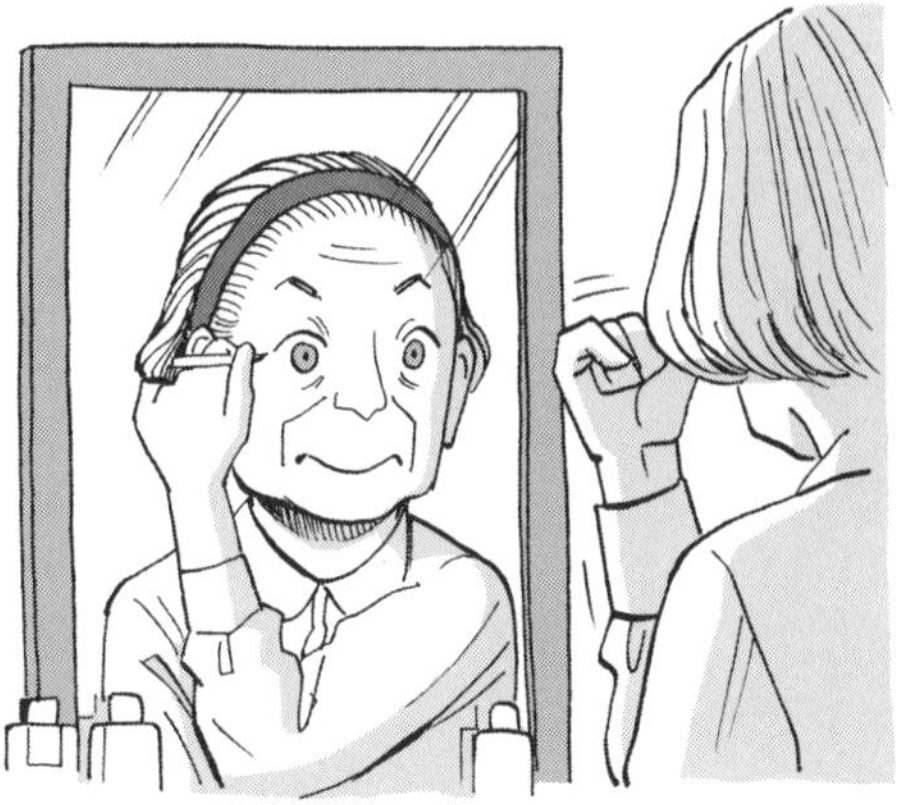

多焦点眼内レンズの手術後は、メガネが不要となり、お化粧や白髪染めがしやすくなったという感想が多く寄せられています。

使い分けていた時もあったほどでした。

院長先生に、目の負担を考え白内障の手術をして眼内レンズを入れることを勧められ、最初戸惑いもありましたが、手術をお願いすることにいたしました。

院長先生に眼内レンズにも2種類があり、単焦点眼内レンズは近くを見る時にメガネが必要であること、多焦点眼内レンズであればメガネが必要でなくなる可能性が高いこと、特に新聞など細かい字も良く見えることをお聞きしました。ただし多焦点レンズの場合には手術後にハロー、グレア症状が現れるとの説明もして頂きました。私はメガネが必要なくなればいいと思い、多焦点レンズを選びました。

手術後、夜の車の運転の時はハロー現象が何カ月か続きました。しかしそれも説明を受けていたので慌てずにすみ、日を追うごとにその現象もよくなっていきました。また室内の電気がまぶしいときもありましたが、それも日を追う毎に良くなってきました。

多焦点レンズを選んで良かったと思えることは仕事でのパソコン作業がつらくなくなったこと、レース編みがおっくうでなくなったこと、糸通しを人に頼らなくてもすむようになったことです。

そしてなにより私は女性であるため、お化粧をするときにハッキリ見えるようになったので鏡に食い入るように見なくてもすむようになり、大変楽になりました。また買い物に行って値札がハッキリ見えるようになったので、お金を間違えることもなくなり助かっています。多焦点眼内レンズによる手術の後、私はメガネをまったくかけなくてすむ生活を楽しんでいます。

〈著者からのコメント〉

遠視の強い人は加齢に伴って手元が見えにくくなります。近視の人は60歳を過ぎても老眼鏡なしに手元が見えますが、遠視の人はパソコン作業や新聞雑誌を読むときに老眼鏡が必要となります。

遠視の強い人の中にはパソコン用、新聞用、料理用などいくつもの老眼鏡を一日に何度もかけ替える人もいます。とくにＨさんのように仕事でパソコン作業をする方はメガネをかけても目が疲れやすく、集中できなくなります。女性の場合には化粧はメガネをかければいいというものではなく、お困りの方が多いようです。多焦点眼内レンズによってメガネなしで化粧ができるようになると、たいへん喜ばれます。

多焦点眼内レンズのデメリットの一つにハロー、グレアがあります。ハローとは夜間にライトのまわりに輪が見えること、グレアは光がにじんで見えることです。しかしこれらについては手術前に医師から直接丁寧に説明し、さらに手術前に見ていただく多焦点眼内レンズの説明用ＤＶＤでも詳しく説明しているので安心です。

これらデメリットよりも、多焦点眼内レンズによってすばらしい視力が得られることでメガネがいらなくなるメリットのほうが上回ると考えられています。

細かい文字がメガネなしで読めるようになり便利に

（73歳　女性）

私は文庫本や新聞などを読むときに老眼鏡をかけ、その上に虫眼鏡を使っても文字が見えにくくなりました。そこで思いきって山﨑先生のクリニックに行ってみました。

「白内障ですね。それもかなり進んでいます。すぐに手術をしたほうがいいですね」との山﨑院長先生の声に「やはり……」と思いました。

今までは白内障の手術など、他人の話とばかりに聞き流していました。そのときには私も手術を受けなければならないかと思いましたが、こわくなってしまいました。しかし、だんだんと不自由になりとうとう主人に相談しました。主人は「自分のことだから自分で決めたらいい」とのことで、私は思いきって院長先生に手術をお願いしました。

院長先生から保険のきく単焦点眼内レンズと保険のきかない多焦点眼内レンズの二種類の違いについて、いろいろ説明を受けました。

多焦点眼内レンズについては初めて聞きました。今まで長い間酷使してきた我が目が愛おしくなり、これから眼鏡がいらなくなればいいなと思い、「ちょっと高いな」と思いましたが、「我が目」へのお礼のつもりで多焦点眼内レンズをお願いしました。

おかげで今では、新聞や文庫本等の「ルビ（ふりがな）」までよく読め、メガネいらずで大変助かっています。

そして現代の医学に感謝しながら毎日を過ごしております。

（著者からのコメント）

この方は、私のクリニックを受診するまで多焦点眼内レンズについて知りませんでした。しかし、多焦点眼内レンズと単焦点眼内レンズについて十分に説明を聞いて、多焦点眼内レンズを選択されました。

白内障手術前は老眼鏡を使っても、さらに虫眼鏡を使っても新聞が読みにくかったそうです。しかし、多焦点眼内レンズによる白内障手術を受けて、新聞のルビまでメガネなしでよく見えるようになりました。このような劇的な改善は、通常の単焦点眼内レンズでは得がたいものです。

現在、老眼の治療法はいくつかあります。多焦点眼内レンズは現存する老眼の治療法のなかで、最も効果的な治療です。しかし多焦点眼内レンズはあくまで白内障手術でしか使用できないため、白内障手術をするときが老眼治療の最大のチャンスであると言えます。

この方はそのチャンスで老眼を治療したので、このような細かい文字まで読めるようになり、生活が便利になりました。

多焦点眼内レンズの手術の日に東日本大震災が……

（65歳　女性）


私は2011年3月1日に左目、3月11日に右目の手術を受けました。忘れもしない3月11日の大地震の日に眼帯をして休んでいた時、大きな揺れがありました。

手術の次の日、眼帯を取ったときから近い所も遠いところも普通に見え、新聞も読めるようになりびっくりです。

一週間くらいは顔を洗ってはいけないなど不自由がありましたが、4カ月を過ぎた今は大分違和感もなくなり、メガネなしの生活に満足しております。なによりも出かけるときなど眼鏡を持ち歩くこともなく荷物にもならず、デパートの洋服などの値段もすぐ読めるのでとても便利です。

本当に多焦点レンズの手術を受けて良かったと思います。手術を勧めてくださった院長先生に感謝しております。ありがとうございました。


（著者からのコメント）


２０１１年3月11日の東日本大震災のとき、私はいつものように手術を行っていました。この方の多焦点眼内レンズの手術の日は3月11日でした。手術が終わったあと、大地震がありました。

この方は多焦点眼内レンズによる手術の翌日から遠くも手元もよく見えて、たいへんご満足のようです。多焦点眼内レンズによる手術を受けると、早い人ではこの方のように翌日からメガネなしで新聞が読めるようになります。多焦点眼内レンズによって手元の文字が見えるようになると、買い物などの出先で値札がメガネなしで見えて便利になります。

この方は専業主婦ですが、こうしたお仕事をしていない主婦の方でも、多焦点眼内レンズで日常生活がたいへん便利になります。手術の翌日以降、いっさいメガネを使わずに生活できるようになりました。

なお3月11日の地震の瞬間、クリニックでは他の白内障患者さんの手術の真っ最中でした。繊細な作業を顕微鏡で行う白内障手術は、地震の間は何もできません。顕微鏡下での手術は、隣を人が歩いただけでも顕微鏡が揺れて手術ができないのです。ましてあれだけの地震では、揺れが完全にとまらないと手術はできません。揺れと揺れの間のわずかな時間で、その患者さんの手術を無事に終えることができました。

その患者さんも手術翌日に良好な視力となり、たいへんよろこんでいます。

眼帯を外した途端、数メートル先のカレンダーが見えて驚き

（71歳　男性）

諸般の事情で延び延びになっていた白内障の手術を約7カ月遅れの4月8日に右目、4月19日に左目と行いました。70年来、体のどこも切ったこともないのにいきなり目の手術

をすることになり、かなりの動揺を感じました。しかし、今さら引くに引けません。

手術室に入るとスタッフが数人おり、まさにハイテクな雰囲気です。執刀医の先生はすでに何度も診察をしていただいた山崎健一朗院長です。手術台に座るとすべて任せるしかありません。心電図をとっているのでしょうか。体の数カ所に吸盤状のものが貼り付けられていくのがわかります。

あとは顔面を覆い、右目の手術が始まります。液状のものが目を流れている様子がうかがえます。ほんの一瞬でしょうか真っ暗になります。時間が経過していきしばらくして顔の覆いを取り「終わりました。見えますか」と先生が右手を振っているのがわかります。それから眼帯の着用です。眼帯を通して薄明るさがわかり、ホッと安堵します。

翌日眼帯をはずします。震天動地とはこのことだろうか！　数メートル先のカレンダーの文字が読み取れます。帰途、保護眼鏡を通して電柱・電線・町並みがくっきりと見えます。帰宅するとテレビの文字が、また画像が鮮明に見えます。裸眼で判別がつくとは不思議な感覚です。

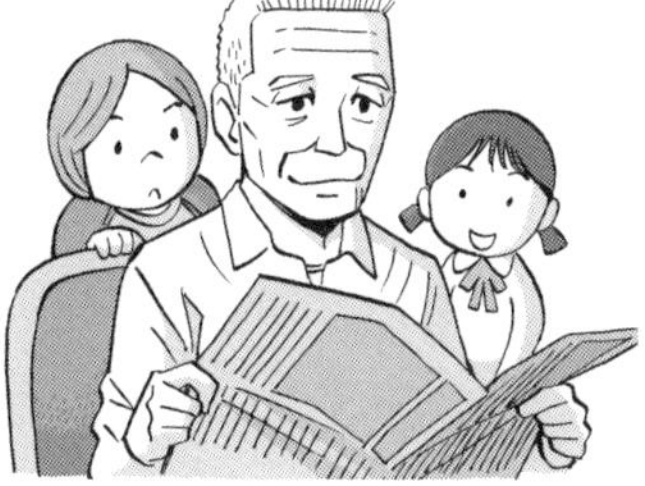

多焦点眼内レンズで新聞も読みやすくなります。

目は加齢とともに衰えるものと思っており、その都度メガネで調整するものと思い、さらにはルーペを使用して文字等は判別すればよいと思っていました。片仮名「ヘ」と平仮名「へ」、片仮名「ト」と平仮名「と」、ルビの「ぱ」と「ば」、「ぺ」と「べ」などはルーペを使用してでもだんだん判別できなくなっていきます。

今、両目の手術を終え3カ月ほど経ちますが、新聞・雑誌・あらゆる広告などすべて裸眼で判読できます。大変ありがたいことで感謝しております。

自分が白内障だとは思いもよりませんでした。周囲がぼやける、焦点がなかなか定まらない。等々すべて白内障が原因だったと診断していただいたことに感謝申し上げます。

（著者からのコメント）

今の歳まで手術というものを受けたことがない、という健康な人にとって、初めての手術はこわいものです。私のクリニックでは手術中は心電図、酸素飽和度測定器をつけます。たとえ10~15分程度で終わる白内障手術といえども、手術中にアレルギーや心疾患を起こす可能性があるからです。私は眼科専門医であると同時に麻酔科標榜医ですので、全身管理が可能です。

私は、白内障手術が終わったらすぐに患者さんに見えるかどうか確認します。手術後すぐに見え方を確認することで、患者さんが安心するからです。手術時につけた眼帯は手術の翌日の診察前にはずします。

多くの手術患者さんが翌日に眼帯をはずすと、すでに視力はかなり改善しています。特に多焦点眼内レンズの患者さんの場合、大多数の方が手術翌日に新聞などの文字も見やすくなっていることに気づいて驚きます。

この患者さんのように、30年ぶりに新聞がメガネなしで読めるようになる場合もあります。多焦点眼内レンズによる手術を受けて老眼鏡がいらなくなり、あらゆる生活の場においてメガネから解放されることがいかに患者さんを幸せにするか、この患者さんの体験記からわかります。朝起きてから夜寝るまで、旅行先でも仕事先でも、常に見たいものが見たいときに見えるわけです。

こんなに患者さんに喜んでいただけて、眼科医としてこれほど嬉しいことはありません。

多焦点眼内レンズで美容師の仕事が便利に

（64歳　女性）

私は平成8年、49歳のときに視力が落ち、ある眼科に行くと白内障と言われました。晴れている日はまぶしく、曇りの日は霞がかかっているようでした。その眼科の先生に「まぶしいでしょ⁉」といわれて白内障とはそういうものかと思いました。新聞や細かい字を見る時はメガネの上に大きな虫メガネをして見ていました。「子供の頃は1・5以上見えたのに老化するということは大変だ」と思いました。

平成21年に山﨑先生のクリニックが自宅の近くにオープンしました。そこで山﨑先生に診察して頂くと老眼が強いので白内障の手術をしたほうが良いと言われました。美容の仕事をしているので、近くも見たいし鏡の中のお客様の顔も見たい、車の運転もするので遠くも見たいと思い、この多焦点眼内レンズを選びました。

平成22年1月に多焦点眼内レンズによる白内障手術をしました。63歳の時でした。

手術前は小さい物、薄い色などは見えにくかったのですが、手術翌日にははっきり見えてとてもうれしかったです。鏡を見ると自分の眉の白髪までよく見え、髪の一本一本がよく見えて、一人でニヤニヤするくらい。美容室に勤めているのでお客様の顔が鏡の中でよく見え、パーマやヘアダイをする時も、細かい所までよく見えて、本当にうれしかったです。

仕事も以前と同じようにして毎日を送っております。メガネをかけずに何でもよく見えるので満足しております。これからも自分の眼と仲良く付き合っていきたいと思っております。

（著者からのコメント）

多焦点眼内レンズのメリットはただ単にメガネが不要になるというだけではありません。多焦点眼内レンズは手元と遠くを、同時に見比べることができます。お客さんの鏡の中の姿を見ながら、ハサミで髪を切るという美容師の作業には、多焦点眼内レンズがかなり有用です。

多焦点眼内レンズでは、手元と遠くを繰り返し見比べる作業の効率が格段に向上します。手元と遠くを繰り返し見比べる作業には美容師、スケッチなど絵を描く作業、写真撮影などがあります。このような仕事や趣味のある方には、同じ作業をするにも、多焦点眼内レンズは作業効率がよく、同じ仕事をするにも大幅な時間短縮をもたらします。

特殊な仕事や趣味がなくても、多焦点眼内レンズは日常生活の中で、さまざまな場面で効率を上げ、たくさんのメリットがあります。

東日本大震災のとき、メガネを紛失したまま避難所で生活を強いられている人の不便さが話題になりました。私のクリニックではこのような人たちのためにボランティアを募り、たくさんのメガネを集めて被災地に送りました。

多焦点眼内レンズはメガネが不要になる眼内レンズです。震災などのいざというとき、命を救うことになるかもしれません。実際に、福島で被災して埼玉県で避難所暮らしをしていた原発職員の方が、私のクリニックで多焦点眼内レンズによる手術を受けました。被災した方々こそ、メガネが不要になることの重要性を実感したのだと思います。

多焦点眼内レンズを選んだ患者さんからは、次のような声もいただいています。

手術の翌朝、すべてが新鮮で美しく見えたことに感動（74歳　女性）

昨年まで、近所の眼科のお世話になっており、50歳頃からメガネをかけはじめました。以降20年余、少しずつ度が進むたびにメガネを作り直してきました。60代後半には白内障も進み、目薬をつけていましたが視界はかすんでいくばかりでした。

そうしている間にも日増しに見えにくくなっていきます。

なんとかならないものかといろいろ調べていたところ、多焦点眼内レンズというものがあることを知りました。

すぐ娘に相談したところ、娘のかかりつけのクリニックの山﨑院長は多焦点眼内レンズでの手術数が豊富であり、ご両親も多焦点眼内レンズで院長自ら執刀していることを聞きました。ご自分のご両親にされた同じ方法、同じ手術器機、同じ手術室で患者さんに手術を行っているとのことで、自分もぜひお世話になりたいと受診しました。

大きな病院で、待合室も広く明るくセンスがよく、患者さんが心地よく通院できる工夫がたくさん見られました。検査室も広くて、器機等も多数そろっています。山﨑院長の白内障の手術、特に多焦点眼内レンズを使用した手術のことが大勢の患者さんに知れ渡り、評判を高めていることがとてもよくわかりました。

数回の診察、検査を経て、初診から約１カ月後、いよいよ左目の手術当日になりました。手術室は２階にあり、広く日当たりの良い落ち着いた待合室に案内されます。手術の支度をして待っていると、手術の終わった患者さんが短時間で出てこられるので、それを見て私もあまりどきどきすることなく、手術室に入れました。

背もたれのある椅子に座ると、楽な姿勢になるよう椅子が動いて、上からカバーを被せ、手術が始まりました。手術の器具も見えないし、ときおり院長が経過を伝える声しか聞こえません。痛みもまったくなく、短時間で終わりました。

夫は手術室の外にあるモニターで、手術の様子を見ていたそうです。手術が終わると院長は患者と身内に経過を説明してくださるので安心です。

翌朝、眼帯を取ってもらった瞬間、待合室の中も、窓から見える遠くの景色もよく見えたことに驚きました。すべてが新鮮にそして美しく、目に映りました。

この１カ月後に右目の手術も受けて、無事終了。翌朝には期待通り、両目とも１・２の視力になっていて、言葉では言い尽くせないほど嬉しかったです。メガネのいらない生活はとても便利です。

実はこの後、夫も、こちらでもう片方の白内障の手術を多焦点眼内レンズで受けました。私だけが喜んでいるのではと気の毒に思い、山﨑院長に手術してもらうよう強く勧めたのです。

手術後、夫は「今回手術をしていただいたほうの目は美しいカラーだ」と大喜びし、院長に握手を求めて感謝の気持ちを伝えていたので、とても満足したのだと思います。

世界が一変。メガネなしでテニスも写生も音楽も楽しめる

（78歳　男性）

10年ほど前、視界がややぼやけるのが気になり、近所の眼科を受診しました。そこで「右目が初期の白内障だが、しばらく様子を見ましょう」と言われました。

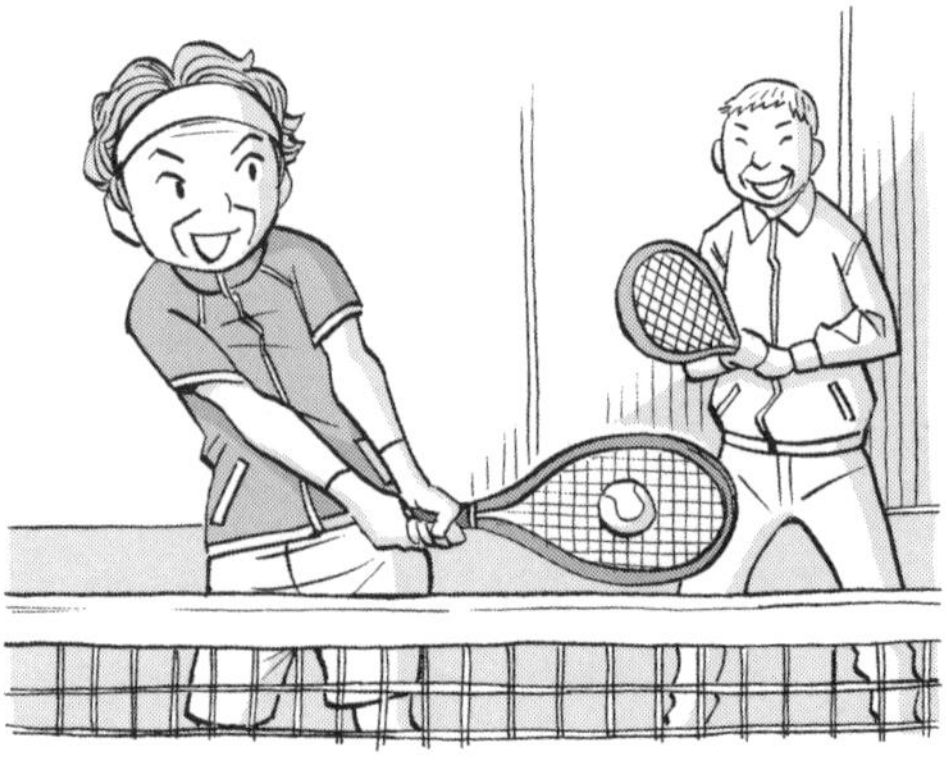

多焦点眼内レンズの手術後は、テニスで顔に汗をかいてもメガネがくもったり、ずれ落ちる心配なく楽しめるようになったという感想が寄せられました。

そのまま数年が経ち、ぼやけた感じは左右とも強くなって、車の運転に支障が出るほどになってしまいました。信号機で矢印が出るものは、どちら向きなのかわからないし、夜、対向車のヘッドライトはまぶしいしで、免許の更新時には視力不足を補うため、度を強めたメガネを作り直して、なんとかクリアしました。

この頃、米国在住の友人が帰省したので会い、目が見えにくくなった話をしたところ、その友人は白内障の手術を受けてメガネがいらなくなったとのこと。そのとき初めて多焦点眼内レンズのことを知りました。

メガネは小学校4年生のときから必需品でしたが、生活、運動、趣味の活動すべてにおいて煩わしいものでした。そのため多焦点眼内レンズに興味をもち、インターネットなどで調べました。私も次回の免許更新は、このままでは無理だろうと思っていましたから、白内障手術を受けようと決心したのです。

インターネットで多焦点眼内レンズのメリットを詳しく説明しており、近隣でもあったので、ここで手術を受けたいと受診しました。山﨑院長の懇切丁寧な説明で、私の多焦点眼内レンズに関する疑問は氷解しました。初めて知人に聞いたときよりもさらに改善が進み、高機能になっていることを理解できました。

手術直後は、まるで世界が一変したかのような驚きでした。光が明るく、白が真っ白に見え、色彩がとても鮮やかに目に映ったのです。

術後４カ月経った今、日常生活はもちろんのこと、テニスで相手が打ってくるボールもよく見えますし、遠くの景色を手元のスケッチブックに描くときもスムーズ。合唱のときにも指揮者の動きと手元の楽譜を交互に難なく見ることができます。メガネを使わずに遠くも近くも見えることの快適さを満喫しています。

今にして思えば、もっと早く手術に踏みきっていれば良かったと思っています。

おわりに（初版時）

患者さんが、自分の生活の中で「便利になった」と喜んでくれる――私が眼科医としての道を歩もうと決めたのは、視力が良くなることが確実にその人の生活を豊かにすることを、とても魅力に感じたからです。

その中でも白内障の手術は、多焦点眼内レンズの登場によって、若い頃のクリアな視界、遠くも近くもくっきり見えるという理想の見え方を、どんなに歳を重ねていても取り戻すことが可能になり、私にとって最もやりがいのある分野となりました。見えにくくて辛い、困った、歳だから仕方ないとあきらめている……そんな患者さんの心のもやもやを、たった10～15分程度の手術で晴れやかにすることができるのです。確かに手術は繊細さと集中力が要求され、緊張の連続ですが、患者さんの喜ぶ顔を見るために、眼科医として最先端の医療を行っています。

私は自分のクリニックを開院する前、神奈川県小田原市の佐伯眼科クリニックに勤務医としてお世話になりました。恩師である佐伯宏三先生からは、単に診療や手術の技術的なことだけでなく、患者さんと良い関係を築くためのコミュニケーションや手術時の心構えなど、眼科医としての考え方や姿勢を一から学ばせていただきました。

いつも佐伯宏三先生から手術の際に繰り返し言われたのは、「患者さんを自分の親だと思って手術しなさい」でした。迷いが生じたときには「自分の親だったらどのように対応するか考えなさい」と。それらの言葉が私にはずっと染みついていて、常に、自分の親のつもりで手術に向かっていました。今でもそれは変わりません。

そのためでしょうか。2009年に実の両親の白内障を自分で手術したときも、まったく緊張はありませんでした。本編でも話した通り、自分の両親の白内障を同じ日に手術した医師は他に知らない、と、世界でもトップクラスの眼科医である友人に言われました。そして2011年3月11日、東日本大震災の日に白内障手術を行っていた際にも、トラブルなく無事に手術を終えることができました。普段から佐伯宏三先生の教えを守っていたからこそ、これらの大きな重圧がのしかかる局面でも、いつもと同じように冷静に対処することができたのです。

レーザー白内障手術の導入も、「自分の親のつもりで」手術をするなら、患者さんにとってどのような手術法がより良いのかを考え続けた延長線上にあるといえます。多焦点眼内レンズもそうです。両親は多焦点眼内レンズでの手術により、現代医学としてはベストな見え方を取り戻すことができました。

今は白内障手術もレンズも、選択ができる時代になりました。見えにくいことによる不便さを、もう歳だからとあきらめてしまわず、より良い見え方でこれほどまでに人生が変わるんだ、という驚きを、一人でも多くの方に実感していただきたいと思っています。

最後までお読みくださり、ありがとうございました。

山﨑健一朗

2017年1月吉日

山﨑健一朗 略歴・医学研究実績

●略　歴

1996年

日本医科大学卒。

日本医科大学附属病院麻酔科にて研修した後、横浜市立大学医学部附属病院眼科学教室に所属する。

横浜市立大学眼科学教室在籍中に同大学病院、小田原の佐伯眼科クリニック、横浜労災病院、国際親善総合病院に勤務。

その間に白内障手術を中心とした多数の眼科手術を手掛ける。

佐伯眼科クリニック在職中には漫画家・小林よしのり氏の白内障手術体験を描いた作品「目の玉日記」の中で恩師である佐伯眼科クリニック院長・佐伯宏三先生とともに取り上げられ、一般の方々だけでなく眼科医たちにも話題となる。

2008年9月

埼玉県さいたま市見沼区にて大宮七里眼科を開院。

開業後すぐから多焦点眼内レンズを用いた日帰り白内障手術を開始。

自らの両親の白内障手術を執刀し、当時はまだ全く普及していなかった多焦点眼内レンズを使用する。

2010年1月

大宮七里眼科として厚生労働省から多焦点眼内レンズを用いた白内障手術にて先進医療認定施設に指定される。

2012年6月

日本で初めてフェムトセカンドレーザー白内障手術に成功。多数のマスコミに取り上げられる。

2012年8月

ICL（有水晶体眼内レンズ）による近視矯正手術を開始。スター社からICL認定施設に指定される。

2012年11月

国内学会では初めてとなる日本人患者に対しての実際のフェムトセカンドレーザー白内障手術の結果についての学会発表を第77回横浜市大・神奈川県眼科医会研修会にて行う。

2012年12月

世界最先端のレーシック器機、リフラクティブスイートを導入し、近視矯正手術・レーシック開始。

2014年4月

日本で開催された国際眼科学会（WOC, World Ophthalmology Congress）においてAmerican Academy of Ophthalmology（アメリカ眼科学会）とISRS（国際屈折矯正手術会議）の主催するフェムトセカンドレーザー白内障手術についてのシンポジウムに招待され、最新のフェムトセカンドレーザー白内障手術について英語での講演を行う。同月、アメリカ・ボストンで開催された全米最大の白内障手術学会であるアメリカ白内障屈折矯正手術学会（ASCRS）において、最新のフェムトセカンドレーザー白内障手術器機を用いた結果について英語での講演を行う。

2015年4月

中国・広州で開催されたアジア太平洋眼科学会（APAO, Asia-Pacific Academy of Ophthalmology）に招待され、シンポジウムにて自らのフェムトセカンドレーザー白内障手術の実績について英語での講演を行う。

2017年2月

著書「人生が変わる白内障手術」を執筆。テーマであるフェムトセカンドレーザー白内障手術や多焦点眼内レンズを一般の方にもわかりやすく解説し、さらに自身の両親に多焦点眼内レンズを使用した白内障手術を執刀したこと、2011年3月、東日本大震災の時に激しい振動の中で白内障手術を完遂したエピソードを紹介。多大な反響を呼ぶ。

2017年10月

ポルトガルで開催された第35回ヨーロッパ白内障屈折矯正手術学会（ESCRS）の一般口演にて、英語講演。日本人に多いアトピー性皮膚炎による白内障に対してのレーザー白内障手術の特殊性について世界初の発表を行う。

2018年9月

オーストリアで開催された第36回ヨーロッパ白内障屈折矯正手術学会（ESCRS）にて英語にて学術展示。円錐角膜患者へのレーザー白内障手術の特殊性についての研究発表を行う。

2019年10月

京都で開催された第32回アジア太平洋白内障屈折矯正手術学会（32nd APACRS annual meeting）の一般口演にて英語講演。放射状角膜切開術による屈折矯正術後症例に対するフェムトセカンドレーザー白内障手術の有効性について発表する。

2020年3月

著書「人生が変わる白内障手術」の改訂第2版を出版する。初版は出版部数合計23,000部となる。詩人・谷川俊太郎氏や鉄腕アトムのテーマ曲を作曲した音楽家・高井達雄氏に白内障手術を執刀したエピソードを追加した。初版を読んで感銘を受けた詩人・谷川俊太郎氏が大宮七里眼科を訪れ、谷川氏への白内障手術を執刀した。2020年発刊の改訂第2版の帯に、谷川氏から「はしがきを読んだだけで、私は山﨑さんをドクターとしてだけではなく、人間として信頼しました」との推薦の言葉を書いて頂いた。

2020年10月

アムステルダムで開催された第38回ヨーロッパ白内障屈折矯正手術学会（ESCRS）にて英語にて学術展示。ジクアス点眼のレーザー白内障手術後症例へのドライアイ治療の有効性について英語にて発表した。

2021年1月

大宮七里眼科で行なった多数の若年者のアトピー性皮膚炎による白内障に対して、フェムトセカンドレーザー白内障手術が非常に有効であったことについての英語論文、Efficacy of Femtosecond Laser-assisted Cataract Surgery for Cataracts due to Atopic Dermatitis（Case Reports in Ophthalmology, DOI 10.1159/000510346）が医学雑誌に掲載される。

2022年9月

大宮七里眼科で行なったレーザー白内障手術について、ジクアス点眼薬の術後ドライアイ予防への有用性についての英語論文、Prevention of Surgery-Induced Dry Eye by Diquafosol Eyedrops after Femtosecond Laser-Assisted Cataract Surgery（J Clin Med. 2022 Sep 28;11（19）:5757.　doi: 10.3390/jcm11195757.）が医学雑誌に掲載される。

2023年3月

白内障手術執刀数は8,943例以上。うち多焦点眼内レンズ4,788例以上、フェムトセカンドレーザー白内障手術4,577例以上。レーザー白内障手術、多焦点眼内レンズにおいて日本最多レベルの症例数を持つ。

専門医・認定医

日本眼科学会認定・眼科専門医
眼科PDT講習会受講終了認定医（PDT＝加齢黄斑変性に行う光線力学的療法）

著書

「人生が変わる白内障手術」
（2017年2月初版、2020年3月第2版を出版。レーザー白内障手術や多焦点眼内レンズについて一般の方向けにわかりやすく解説。初版・第2版合計32,500部）

英語医学論文（筆頭著者）

Efficacy of Femtosecond Laser-assisted Cataract Surgery for Cataracts due to Atopic Dermatitis
Case Reports in Ophthalmology, DOI 10.1159/000510346
（山﨑健一朗院長が大宮七里眼科で行なった多数の若年者のアトピー性皮膚炎による白内障に対して、フェムトセカンドレーザー白内障手術が非常に有効であったことについての英語論文）

Prevention of Surgery-Induced Dry Eye by Diquafosol Eyedrops after Femtosecond Laser-Assisted Cataract Surgery
J Clin Med. 2022 Sep 28;11（19）:5757. doi: 10.3390/jcm11195757.
（山﨑健一朗院長が大宮七里眼科で行なったレーザー白内障手術に対して、ジクアス点眼薬の術後ドライアイ予防への有用性についての英語論文）

日本語医学論文（筆頭著者）

脈絡膜破裂のある外傷性黄斑円孔への硝子体手術の一例
（横浜医学、56（3）,197-200・2005）

大きな脈絡膜悪性黒色腫瘍の眼球温存治療後に発生した硝子体出血への硝子体手術の一例
（臨床眼科、60（10）,1757-1761・2006）

英語医学文献・巻頭言

Use of the Femtosecond Laser for Cataract Surgery with Intraocular Lens Implantation
J Transplant Technol Res 2012, 2:3, DOI: 10.4172/2161-0991.1000e116

日本語医学論文（総説）

フェムトセカンドレーザー白内障手術におけるOCTの役割
（眼科手術、第34巻第1号、2021年1月、40-47頁）

日本語医科向け雑誌

プレミアム眼内レンズ アップデート（MB OCULISTA（オクリスタ））No.121（2023年4月号））
（連続焦点型眼内レンズ、テクニス・シナジーについて医師向けの解説を執筆）

英語共著医学論文（共同著者）

Short Axial Length and Iris Damage Are Associated with Iris Posterior
Synechiae After Descemet Membrane Endothelial Keratoplasty in Asian Eyes.
Cornea 37:1355-1359, 2018.

日本語医学論文（共同著者）

光干渉断層計を用いた糖尿病黄斑浮腫に対する柴苓湯の有用性の評価
横浜医学 59（4）, 495-499, 2008-10-00

海外学会発表（筆頭演者）

Evaluation of New Patient Interface of Femtosecond Laser Cataract Surgery
（2014年4月、アメリカ白内障屈折矯正手術学会:ASCRSにおけるフェムトセカンドレーザー白内障手術についての英語講演、アメリカ合衆国、ボストンにて）

Laser Refractive Lens Surgery, Early Experiences & The Future in Japan
（2014年4月、国際眼科学会、World Ophthalmology Congress（WOC）におけるAmerican Academy of Ophthalmology（アメリカ眼科学会）とISRS（国際屈折矯正手術会議）の主催するフェムトセカンドレーザー白内障手術についてのシンポジウムにて英語にて招待講演、日本にて）

Efficacy of Limbal Relaxing Incisions with Femtosecond Laser Cataract Surgery
（2014年4月、国際眼科学会、World Ophthalmology Congress（WOC）におけるフェムトセカンドレーザー白内障手術についての英語でのポスター発表、東京にて）

Imaging System & Image-Guided Surgery with LenSx
（2015年4月、アジア太平洋眼科学会（APAO, Asia-Pacific Academy of Ophthalmology）におけるフェムトセカンドレーザー白内障手術のシンポジウムでの英語での招待講演、中国・広州にて）

Efficacy of femtosecond laser-assisted cataract surgery for atopic cataract
（2017年10月、第35回ヨーロッパ白内障屈折矯正手術学会（ESCRS）の一般口演にて、英語講演。日本人に多いアトピー性皮膚炎による白内障に対してのレーザー白内障手術の特殊性について世界初の発表。ポルトガルにて）

Efficacy of Femtosecond Laser-Assisted Cataract Surgery in Keratoconus Patients with Cataracts
（2018年9月、第36回ヨーロッパ白内障屈折矯正手術学会（ESCRS）にて英語にて学術展示。円錐角膜患者へのレーザー白内障手術の特殊性について発表。オーストリア・ウイーンにて）

Differentiation between anterior segment images of femtosecond laser-assisted and manual cataract surgery utilizing artificial

intelligence
(2019年9月、第37回ヨーロッパ白内障屈折矯正手術学会（ESCRS）の一般口演にて英語講演。人工知能（AI）を用いてフェムトセカンドレーザー白内障手術とマニュアル手術の術後所見の相違点を分析。フェムトセカンドレーザー白内障手術とAIを結びつける世界初の発表。フランス・パリにて)

Efficacy of Femtosecond Laser-assisted Cataract Surgery for Post Radial Keratotomy Patients
(2019年10月、第32回アジア太平洋白内障屈折矯正手術学会（32nd APACRS annual meeting）の一般口演にて英語講演。放射状角膜切開術による屈折矯正術後症例に対するフェムトセカンドレーザー白内障手術の有効性について発表。京都にて)

The protective effects of diquafosol eyedrops after femtosecond laser-assisted cataract surgery
(2020年10月、第38回ヨーロッパ白内障屈折矯正手術学会（ESCRS）にて英語にて学術展示。ジクアス点眼のレーザー白内障手術後症例へのドライアイ治療の有効性について前向き研究。オランダ、アムステルダムにて)

海外学会（共同演者）

Descemet membrane endothelial keratoplasty（DMEK）after transscleral-sutured posterior chamber intraocular lens implantation and pars plana vitrectomy
2017年10月、8th EuCornea Congress, Lisbon, Portugal

Correlation between iris posterior synechia severity and anterior chamber volume following Descemet's Membrane Endothelial Keratoplasty
2018年5月, Association for Research in Vision and Ophthalmology, Honolulu, U.S.A

Descemet's membrane endothelial keratoplasty for complex eyes
2019年9月, 10th Eucornea Congress, Paris, France

Effect of Graft Shift Direction on Graft Detachment and Endothelial Cell Survival after Descemet Membrane Endothelial Keratoplasty
2020年10月、38th Congress of ESCRS（European Society of Cataract & Refractive Surgeons）, Amsterdam

国内学会発表

内頸動脈閉塞による血管新生緑内障の一例
（2000年1月、第65回横浜市大・神奈川県眼科医会研修会、一般口演）

急性網膜壊死患者の眼内ウィルスゲノムコピー数の検討
（2001年3月、第89回神奈川県眼科集談会、一般口演）

網脈絡膜障害を伴った外傷性黄斑円孔に対し硝子体手術を行った一例
（2003年1月、第26回日本眼科手術学会総会、学術展示）

大きな脈絡膜悪性黒色腫瘍の眼球温存治療後に発生した硝子体出血へ

の硝子体手術の一例
(2005年10月、第59回日本臨床眼科学会、一般口演)

眼内レンズ度数算出における非接触式眼軸長測定装置(IOLマスター)と接触式超音波Aモードによる測定値の比較
(2007年11月、第72回横浜市大・神奈川県眼科医会研修会、一般口演)

加齢黄斑変性に対する光線力学療法の短期治療成績
(2007年11月、第72回横浜市大・神奈川県眼科医会研修会、一般口演)

Eales病が疑われ抗核抗体陽性を呈した一症例
(2007年11月、第72回横浜市大・神奈川県眼科医会研修会、一般口演)

2種類の非球面回折型多焦点眼内レンズ挿入後の視機能の比較
(2012年6月、第27回　日本白内障屈折矯正学会総会、一般口演)

近方加入度数+4Dの回折型多焦点眼内レンズの術後成績
(2012年7月、第53回日本視能矯正学会、一般口演)

+3.00D および+4.00D 加入の多焦点眼内レンズによる白内障術後の視機能の比較
(2012年10月、第66回日本臨床眼科学会、一般口演)

フェムトセカンドレーザー白内障手術の術中所見と初期術後成績
(2012年11月、第77回横浜市大・神奈川県眼科医会研修会、一般口演)
＊日本国内学会における最初のレーザー白内障手術の学会発表

LenSx（レンズエックス）によるフェムトセカンドレーザー白内障手術の初期成績
(2013年6月、第28回日本白内障屈折矯正学会総会、一般口演)

フェムトセカンドレーザー白内障手術を施行した多焦点眼内レンズの術後成績
(2013年11月、第54回日本視能矯正学会、一般口演)

LenSxによるフェムトセカンドレーザー白内障手術・初期連続50眼の検討
(2013年10月、第67回日本臨床眼科学会、一般口演)

フェムトセカンドレーザー手術と用手法の成熟白内障に対する術中術後成績の比較
(2014年4月、第118回日本眼科学会総会、学術展示)

多焦点眼内レンズを用いたフェムトセカンドレーザー白内障手術の術後成績
(2014年4月、第118回日本眼科学会総会、学術展示)

フェムトセカントドレーザー白内障手術同時角膜輪部減張切開の検討
(2014年11月、第68回日本臨床眼科学会、学術展示)

フェムトセカンドレーザー白内障手術における新しいPatient Interfaceの検討

(2015年10月、第69回日本臨床眼科学会、一般口演)

林氏DALK　HOOKを用いた安全な深層層状角膜移植術
(2015年10月、第69回日本臨床眼科学会、一般口演)

フェムトセカンドレーザー白内障手術と従来法による角膜内皮への影響の比較
(2016年11月、第70回日本臨床眼科学会、学術展示)

核が融解した過熟白内障に対するフェムトセカンドレーザー白内障手術の前嚢切開の検討
(2017年4月、第121回日本眼科学会総会、学術展示)

加入度数の異なる2種類の2焦点多焦点眼内レンズ及び3焦点眼内レンズの視機能の比較
(2017年10月、第71回日本臨床眼科学会、一般口演)

アトピー性白内障に対するフェムトセカンドレーザー白内障手術の成績
(2018年10月、第72回日本臨床眼科学会、難しい白内障手術であるアトピー性皮膚炎に起因するアトピー性白内障に対するフェムトセカンドレーザー白内障手術の有効性について一般口演にて発表)

2種類の3焦点眼内レンズの視機能の比較
(2020年4月、第124回日本眼科学会総会、3焦点眼内レンズ・パンオプティクスと同じく3焦点眼内レンズ・ファインビジョンの比較について

一般口演にて発表）

ジクアフォソル点眼によるフェムトセカンドレーザー白内障手術後のドライアイへの効果
（2021年4月、第125回日本眼科学会総会、音声付き学術展示、英語にて発表）

3焦点トーリック眼内レンズの術後視機能の検討
（2022年4月、第126回日本眼科学会総会、乱視用パンオプティクスを使用した結果について英語にて発表）

クラレオン素材を用いた3焦点眼内レンズの術後成績
（2022年10月、第76日本臨床眼科学会総会、新しいクラレオン素材を用いた3焦点眼内レンズ・パンオプティクスを用いた白内障手術の結果について一般口演にて発表）

英語の著作

Whole Lotta Shaking On
（2018年2月、海外の眼科医向け雑誌、CRST（Cataract & Refractive Surgery Today）にて、東日本大震災での白内障手術について、自らの体験を執筆）

セミナー・講演会

私がiQ ReSTOR+3Dを選択する理由　臨床結果と院内の工夫
（2012年6月、第27回日本白内障屈折矯正学会・モーニングセミナーにて、大宮七里眼科での豊富な多焦点眼内レンズの使用経験をもとに、多焦点眼内レンズの選択方法について大宮七里眼科でのデータを紹介して講演）

多焦点眼内レンズ・適応の再検討
（2013年6月、IOLアップデートセミナー。岡山にて講演）

糖尿病黄斑浮腫に対してルセンティス硝子体内注射を頻回投与した1例
（2015年5月、神奈川黄斑研究会にて講演）

人生が変わる白内障手術・ここまできた！最先端の白内障手術とその効果・老眼もなおる多焦点眼内レンズとレーザー白内障手術
（2018年8月、朝日カルチャーセンター（大阪）にて講演）

多焦点眼内レンズのInfusion Misdirection Syndromeの経験
（2018年8月、日本白内障屈折矯正学会、サマーセミナーにて講演）

最先端白内障手術のすすめ方・プレミアム白内障手術の導入について・および患者への説明法
（2018年12月、日本白内障屈折矯正学会、ウインターセミナーにて講演）

TECNIS Synergy 200例以上の経験から得たもの
（2022年1月、第45回日本眼科手術学会のランチョンセミナーにて、テクニス・シナジーの使用経験について講演。大宮七里眼科でフェムトセカンドレーザー白内障手術による多焦点眼内レンズ手術を受けたJリーグチェアマン・村井満さんがテレビ番組で自身の手術の経験をお

話ししてくれたことを紹介）

私にとってのLenSxとパンオプティクス・フェムトセカンドレーザー白内障手術開始10年を振り返る
（2022年4月、第126回日本眼科学会総会、モーニングセミナーにてフェムトセカンドレーザー白内障手術を日本で最初に開始した時の経緯や4,000症例以上にレーザー白内障手術を行なった経験について講演）

所属学会

日本眼科学会
日本眼科手術学会
日本網膜硝子体学会
アメリカ白内障屈折手術学会（ASCRS : American Society of Cataract and Refractive Surgery）
国際眼科屈折矯正学会（ISRS :International Society of Refractive Suegery）
ヨーロッパ白内障屈折手術学会（ESCRS: European Society of Cataract and Refractive Surgeons）
アメリカ眼科会議（American Academy of Ophthalmology）

山﨑健一朗（やまざき　けんいちろう　Yamazaki Kenichiro）

日本医科大学医学部卒。

2008年に大宮七里眼科を開院。

2012年に日本初のフェムトセカンドレーザー白内障手術に成功。

2023年6月現在、白内障手術執刀数8,980例以上。うち多焦点眼内レンズ4,825例以上、フェムトセカンドレーザー白内障手術は4,614例以上。レーザー白内障手術、多焦点眼内レンズにおいて日本最多レベルの症例数を持つスペシャリスト。2009年に両親の多焦点眼内レンズ白内障手術を自ら執刀したことでも知られる。

日本眼科学会認定 眼科専門医。

イラスト　Kajio

人生《じんせい》が変《か》わる白内障手術《はくないしょうしゅじゅつ》　第《だい》3版《はん》

2023年7月14日　第1刷発行
2024年9月26日　第2刷発行

著者　　山﨑健一朗
発行人　久保田貴幸

発行元　株式会社 幻冬舎メディアコンサルティング
〒151-0051　東京都渋谷区千駄ヶ谷4-9-7
電話 03-5411-6440（編集）

発売元　株式会社 幻冬舎
〒151-0051　東京都渋谷区千駄ヶ谷4-9-7
電話 03-5411-6222（営業）

印刷・製本　中央精版印刷株式会社
装　丁　秋庭祐貴

検印廃止

Printed in Japan
ISBN 978-4-344-94588-3　C0047
幻冬舎メディアコンサルティングHP
https://www.gentosha-mc.com/